G. Eugster
Babyernährung gesund & richtig

Gabi Eugster

Babyernährung gesund & richtig

B(r)eikost & Fingerfood
nach dem 6. Lebensmonat

2. Auflage

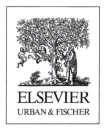

URBAN & FISCHER München

Zuschriften und Kritik an
Elsevier GmbH, Urban & Fischer Verlag, Lektorat Pflege, Karlstraße 45, 80333 München
oder per E-Mail an die Autorin: food-health@bluewin.ch

Wichtiger Hinweis für den Benutzer
Die Erkenntnisse in der Ernährungswissenschaft unterliegen laufendem Wandel durch Forschung und klinische Erfahrungen. Bei der Erstellung dieses Werkes wurde große Sorgfalt darauf verwendet, dass die in diesem Werk gemachten Angaben dem derzeitigen Wissensstand entsprechen. Das entbindet den Nutzer dieses Werkes aber nicht von der Verpflichtung, die in diesem Buch gemachten Angaben zu überprüfen und Entscheidungen in eigener Verantwortung zu treffen.

Bibliografische Information der Deutschen Nationalbibliothek
Die Deutsche Bibliothek verzeichnet diese Publikation in der Deutschen Nationalbibliografie; detaillierte bibliografische Daten sind im Internet unter http://dnb.ddb.de abrufbar.

Alle Rechte vorbehalten
2. Auflage 2009
© Elsevier GmbH, München
Der Urban & Fischer Verlag ist ein Imprint der Elsevier GmbH.

09   10   11   12   13   5   4   3   2   1

Das Werk einschließlich aller seiner Teile ist urheberrechtlich geschützt. Jede Verwertung außerhalb der engen Grenzen des Urheberrechtsgesetzes ist ohne Zustimmung des Verlages unzulässig und strafbar. Das gilt insbesondere für Vervielfältigungen, Übersetzungen, Mikroverfilmungen und die Einspeicherung und Verarbeitung in elektronischen Systemen.

Planung: Christine Schwerdt, München
Lektorat: Anke Drescher, München
Redaktionsassistenz: Clarisse Weischedel, München
Herstellung: Ulrike Schmidt, München
Satz und Bildbearbeitung: Kösel, Krugzell
Druck und Bindung: L.E.G.O. Sp.A., Lavis/Italien
Umschlaggestaltung: SpieszDesign, Neu-Ulm
Titelfotografie: Werner Veith, München

ISBN 978-3-437-27481-7

Aktuelle Informationen finden Sie im Internet unter www.elsevier.de und www.elsevier.com

Vorwort

Malin, unsere Jüngste, aß mit neun Monaten liebend gerne Nudeln und Brotwürfelchen. Nach Lehrbuch hätte sie da Brei essen müssen. Anna, die Tochter meiner Freundin, wollte in jenem Alter vom Essen gar nichts wissen und wurde ausschließlich gestillt. Beide Kinder halten sich nicht an verbreitete Vorgaben, und beide Kinder entwickeln sich normal. In zwei Jahren wird der ungewöhnliche Start in die Welt des Essens nur noch eine Anekdote sein.

Wenn das Baby seinen ersten Brei bekommt, ist es vorbei mit der Ernährungs-Routine der ersten sechs Lebensmonate. Im ersten Lebenshalbjahr bekommen Babys ausschließlich Milch – im Idealfall Muttermilch. Danach müssen Sie als Eltern entscheiden, was Sie Ihrem Kind auftischen. Vielleicht bekommen Sie von allen Seiten Ratschläge. Von der Oma bis zum Marketingexperten großer Lebensmittelkonzerne wissen alle ganz genau, was Ihrem Sprössling jetzt am besten bekommt. Einmal davon abgesehen, dass sich die einzelnen Empfehlungen oft widersprechen, hält sich der eigene Sohn oder die eigene Tochter nicht unbedingt an diese Vorgaben. Das eine Kind will früher essen, das andere später. Eines will statt Gemüse- lieber Obstbrei, ein anderes gar keinen Brei. Mama und Papa wollen das Beste für ihr Baby und stehen händeringend vor dem überquellenden Supermarktregal, studieren verzweifelt Dutzende von Hochglanzbroschüren und verirren sich im Internet bei der Suche nach einer passenden Seite.

Mit diesem Buch halten Sie einen weiteren Ratgeber in den Händen. Doch das Buch will Sie nicht mit Ratschlägen erschlagen, sondern nur einige „Leitplanken" setzen. Innerhalb dieser wissenschaftlich gesicherten Tatsachen können sich Eltern, und vor allem ihre Kinder, frei bewegen. Denn kein Kind gleicht dem anderen.

Auch wenn die Entwicklung von Babys in etwa parallel verläuft, so gibt es doch die kleinen, aber im Alltag entscheidenden Unterschiede. Jedes Kind ist einzigartig, jedes Kind hat sein eigenes Tempo, und jedes Kind hat seine Vorlieben und Abneigungen. So einfach ist das – und so wunderbar, wenn Eltern darauf eingehen können.

Essen ist viel mehr als Ernährung. Essen ist Genuss, Essen hält Leib und Seele zusammen, Essen ist etwas Lustvolles, Essen soll Spaß machen. Das ist die Hauptbotschaft dieses Buches.

Wenn Ernährung hingegen ein mechanischer Vorgang ist, bei dem nicht das Kind im Mittelpunkt steht, dann kann einiges schief gehen. Wenn Eltern eine Malin oder eine Anna haben und nicht ein Musterkind, das sich genau an einen Entwicklungsfahrplan hält, dann kann es schon bei den ersten Mahlzeiten Probleme geben, die der Beginn eines langen Kampfes ums Essen sind. Die Wurzeln von Essstörungen liegen nicht selten bereits in der ganz frühen Kindheit.

Es gibt keine ernährungswissenschaftlichen Grundsätze, die einen starren Ernährungsfahrplan rechtfertigen. Die wissenschaftlichen Erkenntnisse geben genügend Spielraum für einen individuellen Speise- und Zeitplan. Eltern können ihr Kind gesund ernähren – und gleichzeitig auf seine Vorlieben und Abneigungen, auf seine einzigartige Persönlichkeit eingehen. Ich hoffe, Sie als Leserin und Leser lassen sich anregen, mit dem kleinen Menschen, der Ihnen anvertraut ist, das Abenteuer „Essen lernen" voller Entdeckungslust in Angriff zu nehmen. Es führen viele Wege zum Ziel einer gesunden Ernährung. Experimentieren ist erlaubt, ja erwünscht, solange wenige Grundsätze erfüllt sind und Eltern und Kind Spaß daran haben.

Gabi Eugster   Rieden, im Herbst 2008

Inhaltsverzeichnis

Vorwort V

1 Abenteuer „Essen lernen": Drei Ernährungsphasen in zwei Lebensjahren 1

Muttermilch: Der beste Start ins Leben 1
Die Stillphase geht zu Ende 2
Essen vom Familientisch 2
Essen ist mehr als Nahrung 3

2 Still- und Trinkphase; 1.–6. Monat 5
Breast is best 5
Stillen ist mehr als Muttermilch 5

3 Erste Mahlzeiten fürs Baby; 7.–12. Monat 7

3.1 Die Milch-B(r)eikost-Phase beginnt 7

3.2 Zeit für den ersten Brei 8
Brei in den ersten Lebensmonaten schadet dem Baby 10
Das Baby zeigt: Ich bin bereit für den ersten Brei 10
Mal mehr, mal weniger 11
Späte Esser 12

3.3 Muttermilch: Das wichtigste Nahrungsmittel im ganzen ersten Lebensjahr 13
Original versus Kopie 14
Muttermilch gibt dem Kind Energie und Geborgenheit 14

3.4 Nahrungsaufbau – die ersten Breie . . 15
Karotten, Kartoffeln oder Bananen . . . 16
Viel Geduld in den ersten Breiwochen 18
Brei ergänzt die Muttermilch – nicht umgekehrt 18
Kleine Breimengen in der ersten Zeit 19
Die zweite, dritte und vierte Mahlzeit bei Tisch 19
Breie aus Gemüse, Fleisch, Früchten und Getreide 20
Mahlzeiten sind Bausteine der Ernährung 22
Abwechslung und die Prägung des Geschmacks 23
Mamas Küche oder Fertigbrei 24
Viele Zutaten verderben den Brei 24
Selbst zubereitete Breie für den Alltag 25
Fingerfood 25
Adaptierte Familienkost 27
„Alternative" Beikost 28

3.5 Geeignete Getränke 30
Becher statt Flasche 31

3.6 Verbotene Lebensmittel im ersten Lebensjahr 31
Kaltgepresste Öle – noch nichts fürs Baby 32

3.7 Essen für Körper und Seele 33
Babys sind kompetent 34
„Selber essen" 34

4 Rezepte für kleine Esser vom 7.–12. Monat 37

4.1 Breirezepte 37
Hochwertige Öle 37
Eisenaufnahme aus Gemüse 38
Tiefgekühlter Breivorrat 38
Schonende Zubereitung 40

4.2 Fingerfood 40

4.3 Knabbereien und Zwischenmahlzeiten 42

5 Übergang zur Familienkost – das 2. Lebensjahr 43

5.1 Der Essalltag eines Kleinkindes 43
Der Speisezettel 43
Kuhmilch in Maßen 45
Kindernahrungsmittel 46
Individuelle Essensmengen 46

5.2 Das gestillte Kleinkind 47
Muttermilch bleibt wertvoll 47
Abstillen 49

5.3 Die Psyche isst mit 50
Gesunde und ungesunde, geliebte und ungeliebte Nahrungsmittel 51

	Das Recht des Kindes auf seinen Hunger	52	**8**	**Ernährungslehre für Kleinkinder**	**76**
	Wenn Essen zum K(r)ampf wird	53	8.1	Nahrungsbestandteile und ihre Funktion	77
	Spaß im Essalltag	55		Kohlenhydrate und Ballaststoffe	77
6	**Familienrezepte und ihre Abänderung für kleine Esser**	**57**		Protein	79
				Fett	80
	Rezepte für die ganze Familie	58		Von guten und schlechten Fetten	80
				Vitamine	81
7	**Besondere Situationen und Probleme mit kleinen Essern**	**61**		Mineralstoffe und Spurenelemente	83
				Die Angst vor Eisenmangel	84
7.1	Mit Baby unterwegs	61		Konkurrenz der Nährstoffe	85
7.2	Krankes Kind	62		Sekundäre Pflanzenstoffe – neu entdeckte Kraftpakete in Gemüse und Obst	86
7.3	Durchfall, Erbrechen und Verstopfung	62		Flüssigkeit	86
	Durchfall und Erbrechen	62	8.2	Die Ernährungspyramide	87
	Verstopfung	64	8.3	Fünf am Tag: Gesunde Ernährung für Babys, Kleinkinder und die ganze Familie	87
7.4	Wählerische Esser	64		Genussvolle Mahlzeiten im Alltag	89
7.5	Zu dick oder zu dünn?	65			
	„Spätesser" und „Wenigesser"	66	**Anhang: Infos, Bücher und Homepages**		**91**
	Dicke Kinder	68		Bücher und Informationsmaterial	91
7.6	Allergien: Neurodermitis, Heuschnupfen und Asthma	70		Literatur zum Thema Stillen	92
	Allergiesymptome	70		Homepages	92
	Allergien vorbeugen	70		Stichwortverzeichnis	93
	Die erste feste Mahlzeit frühestens mit sechs Monaten	72			
	Vorsichtiger Breistart	73			
	Verbotene Lebensmittel	73			
7.7	Zöliakie	74			

Abbildungsnachweis

Seite 3:	Merle, München	Seite 53:	Annika Selina, Stuttgart
Seite 8:	Annika, München	Seite 54:	Wiebke, München
Seite 9:	Polly, München	Seite 55 links:	Sven, Penzberg
Seite 10:	Merit, Wiefelstede	Seite 55 rechts:	Jonathan, Montabaur
Seite 13:	Olivia, München	Seite 56:	Luis, Malin und Lina, Rieden
Seite 20:	Malin, Rieden	Seite 61:	Wiebke, München
Seite 26 oben:	Sven, Penzberg	Seite 65:	Leon, Gauting
Seite 26 unten:	Malin, Rieden	Seite 67:	Lilli, Gernlinden
Seite 28 oben:	Kim, Effretikon	Seite 72:	Malin, Rieden
Seite 28 unten:	Luis, Rieden	Seite 76:	Luis, Rieden
Seite 30:	Klaas, Bensheim	Seite 77:	Annika Selina, Stuttgart
Seite 33:	Bastian, München	Seite 78:	Hannah, Germering
Seite 34:	Sven, Penzberg	Seite 86:	Annika Selina, Stuttgart
Seite 35:	Olivia, München	Seite 89:	Hannah, Germering
Seite 36:	Jannis Robert, Norden		
Seite 40:	Lilli, Gernlinden		
Seite 43:	Wiebke, München		
Seite 44:	Lina, Rieden		
Seite 47:	Annika Selina, Stuttgart		
Seite 50:	Johanna und Marlina, München		
Seite 52:	Wiebke, München		

Weitere Abbildungen:

Seite 88: Matthias Deschner, Berlin

1 Abenteuer „Essen lernen": Drei Ernährungsphasen in zwei Lebensjahren

Luca nuckelt friedlich an Mamas Brust, Anna greift mit ihren Händen in den Karottenbrei und Nico versucht, eine mit Spaghetti beladene Gabel in seinen verschmierten Mund zu schieben.

Willkommen im Essalltag der Jüngsten! Luca, Anna und Nico stehen an ganz verschiedenen Orten des Ernährungsweges, den jedes Kind in seinen ersten beiden Lebensjahren geht. Der neugeborene Luca trinkt ausschließlich Muttermilch, der zweijährige Nico isst am Familientisch mit. In den Monaten dazwischen macht jedes Kind Bekanntschaft mit ganz verschiedenen Nahrungsmitteln, es entdeckt Löffel und Gabel und lernt, aus dem Becher zu trinken. Ein Lernprozess, der natürlich nicht ganz ohne die eine oder andere Panne abgeht. Mama und Papa sind die wichtigsten Begleiter und Führer auf diesem spannenden Weg des Essen-Lernens. Jedes Kind, das die Welt der Nahrungsmittel kennen lernt, ist ein Abenteuer für die ganze Familie!

Muttermilch: Der beste Start ins Leben

Ganz zu Beginn seines Lebens, im Mutterleib, muss sich der Mensch nicht um seine Nahrung bemühen. Das Ungeborene wird über die Nabelschnur „automatisch" mit Nährstoffen versorgt. Dies ändert sich nach der Geburt schlagartig. Jetzt muss das Baby selbst aktiv werden, um seinen Hunger zu stillen. Doch die Natur hat vorgesorgt: Mamas Brust hat sich so entwickelt, dass die optimale Babynahrung bereitsteht, wenn das Kind abgenabelt wird. Und das Neugeborene selbst ist bestens auf das Leben außerhalb des Mutterleibes vorbereitet. Es hat einen angeborenen Suchreflex und findet sogar die Brust selbst, wenn man es nach der Geburt auf den Bauch der Mutter legt und ihm genügend Zeit lässt. Im Mutterleib hat es gelernt, zu saugen und zu schlucken. Manches Baby trinkt Milch aus Mamas Brust, als ob es nie etwas anderes getan hätte. Andere brauchen dabei etwas Hilfe, doch auch sie überwinden die Startschwierigkeiten meist nach wenigen Stunden oder Tagen. Die Natur sorgt dafür, dass Babys nach der Geburt nicht verhungern, sondern weiterhin optimal mit Nährstoffen versorgt werden; sie stellt die allerbeste Nahrung für das erste Lebenshalbjahr bereit: Muttermilch.

Muttermilch ist so zusammengesetzt, dass der kleine Mensch sie gut verdauen kann, und sie enthält alles, was das Baby in den ersten sechs Lebensmonaten – der Still- und Trinkphase – braucht. Andere Nahrung könnte es noch gar nicht verarbeiten. Außer natürlich Säuglings-Flaschenmilch, die der Muttermilch – so gut es geht – angepasst wurde. Bevor es industriell gefertigte Flaschenmilch gab, waren Säuglinge, die nicht gestillt wurden, dem sicheren Tod geweiht, es sei denn, es konnte eine Amme gefunden werden. Gäbe man dem Neugeborenen unveränderte Kuhmilch, würden ihm vor allem ein hoher Mineralstoffgehalt und „artfremdes" Eiweiß ein nicht zu bewältigendes Problem aufgeben. Die Nieren wären überfordert. Die Schleimhaut des Magen-Darm-Traktes ist zudem noch nicht mit Abwehrmechanismen gegen Fremdproteine ausgerüstet. So könnten größere Bruchstücke artfremden Proteins in den Blutkreislauf gelangen und eine Allergie begünstigen,

Still- und Trinkphase: Muttermilch (oder Säuglingsmilch)	1.–6. Monat
Milch-B(r)eikost-Phase: Muttermilch + B(r)eikost	7.–12. Monat
Familienkost-Übergangsphase: Angepasste Familienkost (+ Muttermilch)	2. Lebensjahr

Tab. 1.1: Die drei Phasen der Kleinkinder-Ernährung.

wenn das Baby mit etwas anderem als Muttermilch oder Säuglingsmilch gefüttert würde.

Die Stillphase geht zu Ende

Die Zeit der reinen Muttermilchernährung ist – mit einem ganzen Menschenleben verglichen – von relativ kurzer Dauer. Denn im ersten Lebensjahr macht jedes Kind große körperliche Fortschritte, so große wie nie mehr in seinem späteren Leben. Das Baby lernt, den Kopf aufrecht zu halten, sich zu drehen, zu sitzen, zu krabbeln, zu stehen und schließlich, um den ersten Geburtstag herum, zu gehen. Kurz, es lernt, seinen Körper immer besser zu beherrschen. Parallel dazu lernt das Baby, zu greifen, die Hände zu koordinieren, etwas zum Mund zu führen und zu kauen. Das Kind bekommt Zähne und gleichzeitig mit all diesen sichtbaren Fortschritten entwickeln sich das Verdauungssystem und der Stoffwechsel weiter. Enzyme werden gebildet, welche die neuen Nahrungsmittel im Darm spalten, die Nährstoffe daraus werden vom Körper jetzt aufgenommen. Die Nieren werden mit dem größeren Angebot an Proteinen und Mineralstoffen fertig, und die Darmschleimhaut lässt artfremdes Protein nicht mehr passieren, sodass die Gefahr, an einer Allergie zu erkranken, abnimmt. Das Immunsystem kann das vermehrte Angebot an „fremden" Stoffen bewältigen, es lernt, zwischen schädlich und unschädlich zu unterscheiden. All diese Entwicklungsschritte bewirken, dass nach etwa sechs Monaten die Zeit für den ersten Brei gekommen ist. Wann genau es so weit ist, zeigt das Baby den Eltern mit klaren Hinweisen.

Leon sitzt in seinem Babystuhl am Esstisch und kaut an seiner Rassel herum, während seine Eltern und der große Bruder beim Mittagessen sitzen. Leon ist schon ein munteres Bürschchen, und so ein „richtiges Baby" ist er auch nicht mehr, vor einer Woche wurde er ein halbes Jahr alt. Plötzlich schmeißt er die Rassel auf den Boden und greift nach der gekochten Karotte, die neben dem Teller seines Bruders auf dem Tisch liegt. Seine Mutter hebt die Rassel auf und will weiteressen. Doch heute gibt der Kleine keine Ruhe. Die Rassel fliegt erneut scheppernd zu Boden. Immer wieder versucht Leon, die Karotte zu erhaschen, und weil ihm das nicht gelingt, protestiert er lautstark. Sein Vater holt eine Schnabeltasse, damit sein Sohn damit spielen kann. Natürlich ist sie leer, denn Leon wird voll gestillt. Bisher war die Tasse eine sichere Möglichkeit, in Ruhe essen zu können. Doch heute landet sie neben der Rassel auf dem Boden. Mama nimmt ihren Sohn auf den Arm. Leon beobachtet, wie die Mutter eine Gabel Reis in den Mund schiebt. Er beginnt mit leerem Mund zu kauen. Leon zeigt ganz deutlich: Ich will jetzt auch essen!

Wie Leon signalisieren die meisten Kinder etwa im Alter von sechs Monaten: „Jetzt bin ich bereit, etwas Neues zu probieren! Ich will Essen lernen!" Das Baby schaut jedem Bissen nach, der im Mund der Eltern und Geschwister verschwindet, und rudert mit den Armen. Es greift nach allen Lebensmitteln in seiner Nähe und möchte diese in den Mund stecken. Es kaut mit, wenn die anderen essen (weitere Anzeichen, wann das Baby für feste Nahrung bereit ist ☞ 3.2). Es wird Zeit, dem Baby feste Kost anzubieten, die Milch-B(r)eikost-Phase nimmt ihren Anfang.

Zwar beginnt mit dem ersten Brei das langsame Abstillen – manchmal wird diese Phase deshalb auch „Abstillphase" genannt – doch wenn das Kind beginnt, feste Kost zu essen, bedeutet dies keinesfalls das Ende der Stillzeit. Muttermilch bleibt für den Säugling das Hauptnahrungsmittel – nicht umsonst ist der Wortstamm von „Säugling" saugen, und die Kinder heißen im ganzen ersten Lebensjahr so. Doch andere Nahrungsmittel werden zunehmend wichtiger. Die etwa sechs Monate Milch-B(r)eikost-Phase sind ein sanfter, schrittweiser Übergang von der reinen Milchernährung zur Ernährung ab Tisch. Das Kind gewöhnt sich langsam an feste Kost. Im Allgemeinen stellen Eltern in dieser Zeit die meisten Fragen zur Ernährung ihrer Kleinen. Denn in dieser Übergangszeit müssen die Eltern das Nahrungsangebot für ihr Kind sorgfältig auswählen, und da ist es gut, einige Grundsätze zu kennen.

Essen vom Familientisch

Die Milch-B(r)eikost-Phase dauert etwa bis zum ersten Geburtstag. Das Kleine kennt jetzt schon viele Lebensmittel – in kindgerechter Form. Die ersten Zähne und Kaubewegungen helfen, die Nahrung zu zerkleinern; das Verdauungssystem hat sich so weit entwickelt, dass es mit dem Es-

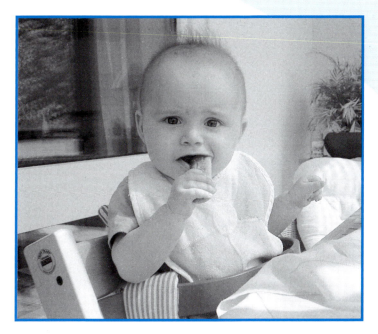

sen der Familie etwas anfangen kann. Die Organe des Kindes sind so weit ausgereift, dass seine Mahlzeiten nach und nach der Erwachsenenkost angeglichen werden dürfen. Jetzt beginnt die „Familienkost-Übergangsphase". Übergang kann bedeuten, dass das Kind Nahrungsmittel vom Familientisch genießt, vielleicht gleichzeitig Brei isst und gegebenenfalls noch gestillt wird.

In der ersten Zeit muss das Essen ab Familientisch für das Jüngste noch angepasst werden, doch bald isst es die Familienkost mit – und entwickelt Vorlieben und Abneigungen. Der kleine Esser hat sich zu einer Persönlichkeit entwickelt.

Essen ist mehr als Nahrung

Ernährungsempfehlungen gibt es viele – und nicht wenige widersprechen sich. Selbst die Empfehlungen der Kinderärzte sind nicht einheitlich. Natürlich helfen Hinweise in der abenteuerlichen Zeit des Essen-Lernens, doch die widersprüchlichen Angaben sind oft auch verwirrend. Bei all den Ratschlägen dürfen Eltern auf keinen Fall vergessen, dass ihr Kind eine kleine Persönlichkeit ist. Und für ein Individuum sollen Mama und Papa auch einen individuellen Ernährungsplan zusammenstellen.

Das machen leider noch nicht alle Eltern. Einer schwedischen Studie zufolge richten 70% der Mütter den Ernährungsplan ihrer kleinen Kinder nach den Empfehlungen der Babynahrungshersteller aus. Untersuchungen haben aber gezeigt, dass diese Empfehlungen zum Teil stark vom eigentlichen Bedarf des Kindes abweichen. Das Baby bekommt oft zu früh zu viele verschiedene Nahrungsmittel, zu wenig Vitamine, Linolsäure und oft auch Eisen, dafür zu viel Fett. Zudem bekommt das Kind häufig zu früh Beikost – da klingeln schließlich die Kassen der Babykost-Hersteller. So schön die Ernährungspläne auch dargestellt sind, sie bieten keine optimale Ernährung. Vorsicht ist insbesondere dann geboten, wenn ein Buch oder eine Broschüre anordnet, ein Baby müsse unbedingt dies essen oder jenes meiden.

Natürlich gibt es wissenschaftliche „Leitplanken" für die Ernährung von kleinen Kindern in den ersten beiden Lebensjahren – diese finden sich in diesem Buch. Es gibt aber keine für alle Kinder der Welt absolut richtige Nahrungsmittelauswahl und ebenso wenig gibt es einen für alle Babys gültigen Ernährungsplan. Kinder sind Individuen und entwickeln sich unterschiedlich, vor allem auch unterschiedlich schnell.

Auch in diesem Buch ist häufig von Ernährungsphysiologie, Nahrungsplänen und Rezepten die Rede. Doch die Hauptbotschaft des Buches ist keine Ernährungsempfehlung. Denn Essen soll nicht nur satt machen – dies steht in unseren Breitengraden glücklicherweise nicht zur Diskussion – gesundes Essen soll Spaß machen! Wenn Eltern diese Botschaft an ihr Baby weitergeben, dann hat das Buch seinen Zweck erfüllt.

Auf dem Weg des Essen-Lernens gibt es manche Klippe zu umschiffen, damit die natürliche Freude am Essen erhalten bleibt. Machen sich Eltern zu viele Gedanken über Nährstoff- und Kalorienbedarf ihres Kindes und halten sich stur an einen Ernährungsplan, dann kann es passieren, dass ihrem Kleinen der Appetit vergeht. Wenn die kleine Persönlichkeit im zweiten Lebensjahr immer mehr Vorlieben und Abneigungen entwickelt, müssen Eltern sorgfältig abwägen, welche

1 Abenteuer „Essen lernen": Drei Ernährungsphasen in zwei Lebensjahren

Freiheiten sie ihrem Kind lassen und wo sie Grenzen setzen möchten. Ebenso wie es ganz verschiedene Kinder gibt, gibt es unterschiedliche Familien. Essen ist mehr als Nahrung, Essen ist Kultur, Essen ist Beziehung, Essen ist Lebensfreude. Wenn Eltern sich mit der Ernährung ihres Babys und Kleinkindes befassen, müssen sie das bedenken. Das Essen der Jüngsten kann nicht isoliert vom Essen der übrigen Familie betrachtet werden. Will man ein Kleinkind gesund ernähren, muss man für eine gesunde Familienkost sorgen. Vielleicht ist das Abenteuer „Essen lernen" des Babys dann gleichzeitig der Startschuss für gemeinsame vollwertige Mahlzeiten voller Lebensfreude der ganzen Familie!

2 Still- und Trinkphase; 1.– 6. Monat

Breast is best

Luca, den wir am Anfang des letzten Kapitels kennen gelernt haben, nuckelt friedlich an Mamas Brust, und er tut damit genau das Richtige für seine Gesundheit. Er gönnt sich den besten Start ins Leben. Der Junge gehört zu den 94 % der Babys, die in der Schweiz nach der Geburt gestillt werden, und hoffentlich wird er auch zu den 61 % der Kinder gehören (39), die mit vier Monaten immer noch voll gestillt werden. In Deutschland sehen die Zahlen zur Stillhäufigkeit ähnlich aus: Die Ergebnisse des Kinder- und Jugendsurveys (KiGGS) zeigen, dass 81,5 % der 2005 geborenen Kinder jemals gestillt wurden. Die durchschnittliche Dauer des Vollstillens betrug 4,6 Monate, nach einem halben Jahr erhielten noch 37,4 % ausschließlich Muttermilch (37).

Muttermilch ist im ersten Lebenshalbjahr das Beste für ein Baby! Diese Erkenntnis hat sich inzwischen bei Ärzten und Gesundheitsbehörden durchgesetzt. Die Weltgesundheitsorganisation WHO und das Kinderhilfswerk Unicef empfehlen, Kinder sechs Monate lang ausschließlich zu stillen. Denn Muttermilch enthält alle Nährstoffe, die ein Kind in dieser Zeit braucht, sie enthält diese Nährstoffe in der richtigen Zusammensetzung und der richtigen chemischen Form, sodass sie optimal aufgenommen werden können, und sie ist hygienisch einwandfrei. Und Muttermilch enthält noch mehr: Immunglobuline, die das Neugeborene vor Krankheit schützen, Enzyme und viele weitere „lebendige" Stoffe, welche die Verdauung des Babys unterstützen.

Die Milch der ersten Tage heißt Kolostrum und enthält besonders viele Abwehrstoffe. So ist das Kind in den ersten Wochen und Monaten vor Krankheit geschützt. Denn in dieser Zeit ist es noch anfällig, weil sich sein eigenes Immunsystem erst allmählich entwickelt. Gestillte Kinder sind nachweislich weniger oft krank als Flaschenkinder, welche Säuglingsnahrung bekommen. Flaschenkinder leiden häufiger an Erkrankungen des Magen-Darm-Traktes sowie der Atemwege und haben öfter eine Mittelohrentzündung. Stillkinder hingegen genießen sogar einen gewissen Schutz vor dem plötzlichen Kindstod (SIDS) und vor vielen weiteren Krankheiten. Bestimmte Krankheiten sind auch später bei Menschen, die als Baby gestillt wurden, seltener. So gibt es heute Vermutungen, dass Stillen einen gewissen Schutz vor Multipler Sklerose und Morbus Crohn bietet. Muttermilch unterstützt zudem die Hirnentwicklung und schützt vor Allergien. In einer Zeit, da Allergien rasant zunehmen, ist dieser Schutz besonders wichtig.

Die Körperentwicklung eines gestillten Kindes verläuft anders als jene eines Flaschenkindes. Die Fettzellen bauen sich anders auf, gestillte Kinder sind seltener übergewichtig. Der Stuhl riecht anders, die Darmflora eines gestillten Babys setzt sich anders zusammen als die eines Flaschenkindes. Dank der optimalen Zusammensetzung der Muttermilch hat das Stillkind ein Leben lang einen anderen Körper als ein Kind, das im ersten Lebenshalbjahr Säuglingsmilch bekommt.

Insbesondere die bioaktiven Substanzen in der Muttermilch – also die „lebendigen" Stoffe wie Immunfaktoren, Enzyme, Wachstumsfaktoren und Hormone – machen den Unterschied zur Säuglingsmilch aus. Denn diese „lebendigen" Substanzen können der Flaschenmilch nicht beigegeben werden, da sie nicht konservierbar sind. Deshalb hat Säuglingsmilch – trotz intensiver Forschung und großen Fortschritten – immer eine schlechtere Qualität als Muttermilch!

Stillen ist mehr als Muttermilch

Die gesundheitlichen Vorteile der Muttermilch sind beeindruckend – und das sind noch nicht einmal alle Vorzüge des Stillens. Denn Stillen hat nicht nur ernährungsphysiologische und medizinische Vorteile, sondern auch ganz praktische. Muttermilch steht jederzeit hygienisch einwandfrei in der richtigen Temperatur zur Verfügung – auch nachts und unterwegs. Abgekochtes Wasser und Milchpulver müssen bei einem Ausflug nicht mitgenommen werden. Ist das Baby hungrig, muss weder Mama noch Papa mit einem

2 Still- und Trinkphase; 1.–6. Monat

Schreihals auf dem Arm in der Küche stehen, um eine Flasche zuzubereiten. Dies schätzen viele Eltern vor allem nachts. Mama und Baby können sich zusammen ins Bett kuscheln oder sich in eine stille Ecke zurückziehen. Der Hunger wird sofort gestillt. Stillen lohnt sich auch finanziell, denn Familien sparen eine Menge Geld, wenn sie weder Milchpulver noch Flaschen und Sauger kaufen müssen. Im Monat macht das rund 75 bis 90 Euro aus.

Auch die Mutter profitiert: Sie verliert nach der Geburt weniger Blut, dafür mehr Gewicht. Stillen schützt auch vor Brust- und Eierstockkrebs.

Stillen wirkt sich zudem positiv auf die Psyche von Mutter und Kind aus. Die Frau profitiert von den Hormonen, die sie während des Stillens ausschüttet. Sie helfen ihr, den Alltag mit ihrem Baby zu bewältigen. Stillen verschafft der Mutter eine kurze Pause im hektischen Familienbetrieb. Es gibt nichts Schöneres, als mit dem Baby in einem bequemen Sessel zu sitzen, die Gedanken baumeln zu lassen und die Zweisamkeit mit dem kleinen Liebling zu genießen. In der Nacht schenkt Stillen Mama und Papa manche Stunde Schlaf. Eine amerikanische Studie hat soeben gezeigt, dass die Mütter, die mit ihren Stillbabys im selben Bett schlafen, am meisten Schlaf bekommen. Das Baby genießt es, beim Stillen viel Körper- und Hautkontakt mit der Mutter zu haben, den vertrauten Geruch einzuatmen, ins vertraute Gesicht zu blicken und sich so geborgen zu fühlen.

Stillen ist die natürlichste Sache der Welt! Das heißt aber leider nicht, dass Stillen immer und von Anfang an ohne Probleme klappt. Stillen kann wehtun, Stillen kann frustrierend sein. Es können immer wieder Unsicherheiten und Fragen auftreten. Damit die Stillhürden nicht zu hoch werden, ist es gut, sich bei Unsicherheiten und Problemen möglichst schnell Hilfe zu holen. Im Anhang stehen Angaben, wo Eltern eine Stillberaterin oder eine Stillgruppe finden (📖 19).

So begeisternd Stillen ist, in diesem Buch steht nichts Weiteres darüber. Hierzu ist ein gesondertes Buch erhältlich(📖 31). Dieses Buch hier befasst sich in erster Linie mit der Fortsetzung der Stillzeit, also mit der Ernährung von Babys und Kleinkindern mit fester Kost.

Weitere Informationen zum Ende der Stillzeit finden Sie außerdem ➢ online.

3 Erste Mahlzeiten fürs Baby; 7.–12. Monat

3.1 Die Milch-B(r)eikost-Phase beginnt

Was für ein Erlebnis für das Baby, wenn es erstmals von einem Löffel isst und Brei statt Milch den Gaumen kitzelt! „Das hat ja einen anderen Geschmack und fühlt sich auch nicht so an wie sonst!" mag es denken. Je nach Temperament reagiert das Kind auf diese Neuerungen interessiert, gelassen oder vielleicht auch ungehalten. Ebenso haben Mama und Papa verschiedene Charaktere: Die einen sind stolz auf ihr „großes Kleines", die anderen freuen sich über diesen Entwicklungsschritt und die Dritten sind etwas traurig, dass ihr Baby schon sooo groß ist.

Anna bekommt ihren ersten Brei. Stolz setzt Papa seine kleine Maus in den Hochstuhl, der seit heute auf einer großen Plastikplane steht. Er bindet seiner Tochter ein Lätzchen um und setzt sich neben sie. Jetzt kann **er** Anna mal was zu essen geben! Papa nimmt einen Löffel vom Kürbisbrei, den Mama für ihren Liebling gekocht hat, und hält ihn vor Annas Mund. Die Kleine schaut ihn interessiert an, öffnet den Mund und versucht ein wenig vom Brei. Mmhh, schmeckt gut! Sofort sperrt Anna ihren kleinen Mund erneut weit auf und Papa schiebt den nächsten Löffel hinein. Das Mädchen macht schon richtige Kaubewegungen, und nur wenig Kürbisbrei verschmiert ihren Mund.

Mama sitzt daneben und schaut ihren beiden Lieben zu. Neben der Freude, dass es mit dem Essen-Lernen so gut klappt, erfüllen sie auch wehmütige Gefühle. „Nun ist die Babyzeit von Anna schon vorbei", denkt sie, „meine Milch ist nicht mehr ihre einzige Nahrung!"

Nach fünf Löffeln findet Papa, für die erste Mahlzeit habe sein Schatz genug gegessen. Anna streckt ihre Arme nach Mama aus. „Halt, halt, ich muss dir noch den Mund abwischen", sagt Papa und greift zum Waschlappen. Mit sauberem Mund darf sich die Kleine dann an Mamas Brust satt trinken.

Das ist ein Beispiel einer ideal verlaufenden ersten Breimahlzeit. Doch nicht immer geht es mit dem Essen-Lernen so glatt. Die Milch-B(r)eikost-Phase ist nicht die einfachste Essens-Zeit für Eltern und Baby. Aber eine der aufregendsten.

Die Routine des Stillens wird mit dem ersten Brei durchbrochen. Mamas Milch ist nicht mehr die einzige Nahrung des Babys. Damit geht auch die Sicherheit, dass das Baby dank Muttermilch alles hat, was es braucht, verloren. Eltern müssen jetzt entscheiden, was ihr Kind zusätzlich zu essen bekommt. Ratlos stehen sie vielleicht im Supermarkt vor einem riesigen Regal, voll gestopft mit Kindernahrung. Gläschen mit Gemüse-, Fleisch-, Obst- und Getreidebrei türmen sich neben Packungen mit Breipulver, das mit Wasser angerührt wird. Und dann ist da noch Tante Lydia, die darauf schwört, den Brei selbst herzustellen: „Denn das war schon vor 50 Jahren das Beste."

Doch Empfehlungen zum Trotz: Die wichtigste Person ist das Baby, das bei seinen ersten Mahlzeiten ebenfalls ein Wörtchen mitreden möchte. Denn auch für das Kind wird mit dem ersten Brei die Routine des Stillens durchbrochen. Da heißt es, neue Geschmackseindrücke zu verarbeiten, einen harten Löffel statt der weichen Brustwarze im Mund zu spüren, zu kauen anstatt nur zu saugen.

Ist das Baby für feste Nahrung bereit, geht es meist neugierig und voller Tatendrang daran, die neuen Speisen zu entdecken. Ja, es verlangt sogar danach, etwas Neues probieren zu dürfen. Meist fällt ihm dann die Umstellung nicht allzu schwer. Ist das Kind jedoch eigentlich noch gar nicht fürs Essen bereit, hat es noch keine Lust auf dieses neue Abenteuer, wird das Füttern zur nervigen Angelegenheit für die ganze Familie. Wenn Eltern dann das Kind zum Essen zwingen, beginnen nicht selten in dieser Phase die Ernährungsschwierigkeiten. Und zwar nur, weil Eltern und Baby verschiedene Vorstellungen vom Zeitpunkt der ersten Mahlzeit oder von der Art und Menge der zusätzlichen Nahrung haben.

Wie bei fast allen Entscheidungen rund ums Baby kommt es darauf an, das Kind und sich selbst zu spüren. Wenn Eltern auf ihre Gefühle

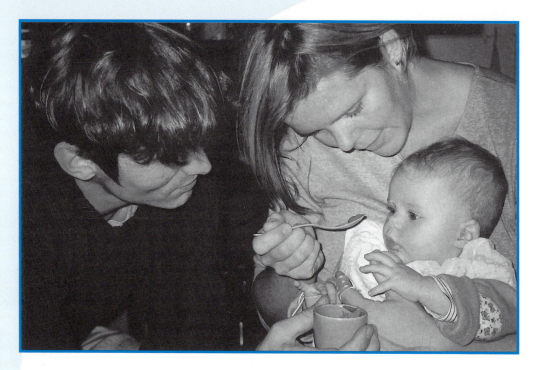

hören, wissen sie meist ziemlich genau, was ihr Kind jetzt braucht. Dann finden sie den Rhythmus, der ihrem Kind entspricht. Denn auch wenn häufig etwas anderes behauptet wird, gibt es weder einen starren Zeitplan, wann alle Babys essen müssen, noch gibt es den einen Brei, ohne den kein Kind gesund aufwachsen kann. Im Gegenteil, es ist nicht einmal so, dass jedes Baby Brei essen muss, denn es gibt durchaus kleine „Gernegroße", die fingergroße Häppchen dem Brei vorziehen. Doch davon später.

Eltern haben in der Milch-B(r)eikost-Phase die Aufgabe, flexibel und geduldig eine neue Kostform einzuführen. Dabei müssen und dürfen sie ihr Kind genau beobachten. Das Kleine wird den Eltern zeigen, wann es bereit ist, neue Nahrung zu versuchen und was es besonders gerne mag. Lassen sich Eltern zusammen mit ihrem Kind auf das Abenteuer „Essen lernen" ein, wird es allen Spaß machen!

3.2 Zeit für den ersten Brei

„Als du sechs Wochen alt warst, habe ich dir jeden Tag drei Löffelchen Fruchtsaft gegeben", erzählt Oma. Monika zieht ärgerlich eine Braue hoch. Maximilian ist jetzt vier Monate alt und wird immer noch voll gestillt. Gerade hat sie es sich in einem Sessel bequem gemacht und den Kleinen angelegt, als ihre Mutter wieder einmal von Monikas Babyzeit zu erzählen beginnt. Maximilian trinkt zufrieden an Monikas Brust und nichts deutet darauf hin, dass ihrem Sohn etwas fehlen würde oder dass er sich besonders nach einem Löffel Fruchtsaft sehnen würde. „Und eigentlich", denkt Monika, „ist das auch gar nicht nötig, denn ich habe ja genügend Milch!" Trotzdem nagt der Zweifel an der jungen Mutter. Erst vor kurzem hat sich ihre Kinderärztin erkundigt, ob Maximilian denn schon Gemüsebrei esse. Aber ihre Freundin Barbara hat sie doch gewarnt, ihrem Sohn auf keinen Fall feste Kost anzubieten, bevor er nicht ein halbes Jahr alt sei, sonst öffne sie den Allergien Tür und Tor. Monika seufzt. Wieso nur sagt jeder etwas anderes? ■

Wie Monika ergeht es vielen Müttern. Es gibt wohl keinen anderen Entwicklungsschritt, über den so häufig und so kontrovers diskutiert wird wie über den Zeitpunkt des Zufütterns. In den Köpfen mancher Großeltern, aber auch noch immer der einen Ärztin oder des anderen Arztes, hat sich die Überzeugung eingenistet, dass ein Kind unmöglich viele Monate lang von der

3.2 Zeit für den ersten Brei

„dünnen" Milch aus Mamas Brust satt werden kann, dass das Baby doch etwas „Richtiges" essen muss – und zwar schon recht bald in seinem Leben.

Das stimmt so nicht! Denn erstens reicht Muttermilch sehr wohl für mindestens das erste Lebenshalbjahr eines Babys. Und zweitens sind nicht alle Kinder zur selben Zeit für feste Kost bereit. Ebenso wie das eine Kind schon mit neun Monaten die ersten Schritte macht, das andere jedoch erst einige Monate später, ist auch der Zeitpunkt, wann ein Kind den ersten Brei braucht, unterschiedlich. Es gibt Babys, die schon Brei essen wollen, wenn sie fünf Monate

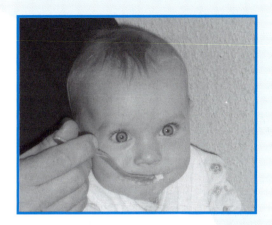

Wann begannen unsere (Ur-)Großmütter und Mütter mit Zufüttern?

Ein kleiner Ausflug in die Geschichte des Zufütterns und zu anderen Völkern zeigt, dass es große Variationen gab und gibt: Wann ein Kind seine erste Mahlzeit erhalten soll, ist ebenso kultur- und zeitabhängig wie die Mode. Der „offizielle" Start der Breifütterung war schon im letzten Jahrhundert nicht immer im selben Alter des Kindes. Seit den 1920er-Jahren „musste" immer früher zugefüttert werden, erst seit den 1980er-Jahren ist eine Umkehr zu erkennen. Die Babys veränderten aber ihre Entwicklung und ihren Stoffwechsel in den letzten zweihundert Jahren nicht. Das zeigt auch, dass die „absolute Wahrheit" nicht ganz so klar ist, wie das mancher Berater gerne behauptet.

Vor den 20er-Jahren des letzten Jahrhunderts wurde gestillten Säuglingen selten feste Nahrung angeboten, bevor sie ein Jahr alt waren. Um die Jahrhundertwende stellte der Arzt Adalbert Czerny fest, dass sich Säuglinge, die ein Jahr ausschließlich gestillt wurden (und in den Ländern der aufstrebenden Industrie wenig Sonne sahen), zwar weiterhin gut zunahmen, dass sie jedoch blass waren und in ihren motorischen Funktionen zurückblieben. Viele dieser Kinder litten an Rachitis. Czerny diagnostizierte bei diesen Kindern eine so genannte „Milchüberernährung" und empfahl „Beinahrung". Mütter sollten ihren Kindern ab dem 5. oder 6. Monat Kuhmilch und Grießbouillon oder mit Butter in Wasser gekochte Grießsuppe anbieten. Arthur Keller, zusammen mit Czerny Autor des Standardwerkes „Des Kindes Ernährung" aus dem Jahre 1923, bemerkte jedoch freimütig, dass eine große Unsicherheit über die Frage bestehe, welche Nahrungsmittel neben Muttermilch gegeben werden sollten und warum. Heute weiß man, dass diese Kinder an Rachitis litten. Muttermilch enthält nur wenig Vitamin D, das heute die meisten Kinder in Form von Tabletten oder Tropfen bekommen.

Anfang der 30er-Jahre wurden zusätzlich Gemüse, Obst und Fruchtsäfte als Beikost empfohlen. Stand anfangs das **was** im Vordergrund, wurde bald über die Frage diskutiert, **wann** mit Beikost zu beginnen sei. Etwa alle zehn Jahre wurde der Breistart um einen Monat nach vorne verschoben. Heinrich Finkelstein empfahl 1938, sowohl Brust- als auch Flaschenkindern ab dem 3. Lebensmonat etwas zuzufüttern. Er begann mit einem Teelöffel Suppe oder einem Krümelchen Gemüse oder Mehlbrei. Eine so frühzeitige Beikostfütterung in langsam steigender Menge, so Finkelstein, sei auch zu empfehlen, um den Säugling an den neuen Geschmack zu gewöhnen.

Jedem, der sich heute mit Säuglingsernährung befasst, stehen bei einem solchen Speiseplan die Haare zu Berge. Doch es kommt noch schlimmer: Den absolut frühesten Breistart empfahl Sackett in den 1960er-Jahren den amerikanischen Müttern: Zwei bis drei Tage nach der Geburt (!) bekamen die Kinder bei ihm Getreide. In den 1970er-Jahren war es dann ganz normal, den Kindern im ersten oder spätestens im zweiten Monat etwas anderes als Muttermilch zu füttern – auch in unseren Breitengraden. Eine Untersuchung des Forschungsinstituts für Kinderernährung Dortmund aus den Jahren 1976/77 zeigte, dass 92 % der beobachteten Säuglinge schon in der 6.–9. Woche Saft und 32 % Gemüsezubereitungen bekamen. In der 12./13. Woche aßen dann schon 85 % aller Kinder Brei (📖 12). Oder zumindest versuchten die Mütter, ihnen Brei in den Mund zu stopfen. Denn essen kann ein Kind in diesem Alter noch nicht. Seine Entwicklung ist einfach noch nicht so weit. Trotzdem finden sich auch in Büchern aus den 1980er-Jahren Empfehlungen, mit fünf Wochen Obstsaft zu geben und ab der 10. Woche mit Obstmus zu beginnen, obwohl inzwischen beispielsweise die renommierte American Academy of Pediatrics (AAP, 🖥 2) betonte, dass der erste Brei erst mit vier bis sechs Monaten gefüttert werden soll (📖 7, 13, 21).

alt sind, die meisten wollen im ersten Lebenshalbjahr nichts davon wissen, interessieren sich aber ungefähr nach sechs Monaten für feste Kost, und nicht wenige beginnen das Abenteuer „Essen lernen" noch später.

Brei in den ersten Lebensmonaten schadet dem Baby

Verschiedene Studien beweisen eindeutig, dass ein früher Breikoststart problematisch ist. Mit drei Monaten ist das Immunsystem eines Babys noch unreif und die Darmschleimhaut ist durchlässig für größere Moleküle. Gelingt es dann großen Proteinbruchstücken (Eiweiße) aus der zusätzlichen Kost, die Darmwand zu passieren, steigt die Gefahr, dass das Kind eine Allergie entwickelt. Untersuchungen haben gezeigt, dass die Häufigkeit von Allergien nicht nur davon abhängt, **was** das Baby zuerst isst, sondern auch davon, **wann** es seinen ersten Brei bekommt. Ist der Breistart zu früh, reagiert das Kind nicht selten allergisch auf den Stoff, der als erster Fremdstoff in seine Blutbahn eingedrungen ist. Es hat gegen dieses Eiweiß, z. B. aus Karotte oder Banane, Antikörper gebildet. Isst das Kind dieses Nahrungsmittel erneut, reagiert es allergisch darauf.

Heute sind sich alle einig: Ideal ist ausschließliches Stillen bzw. Säuglingsnahrung während der ersten sechs Monate, danach wird zusätzliche Kost angeboten. Das Einführen von Beikost soll aber langsam und behutsam geschehen.

Jede ernst zu nehmende Fachperson warnt heutzutage davor, dem Kind Brei zu füttern, bevor es nicht mindestens vier Monate alt ist. WHO und Unicef sowie nationale Bundesämter und Ernährungsgesellschaften haben vor einigen Jahren ihre Richtlinien geändert und empfehlen jetzt, **alle Kinder ein halbes Jahr voll zu stillen.**

Und das ist auch richtig so. Denn Muttermilch enthält alles, was ein Baby im ersten Lebenshalbjahr braucht. Die meisten Kinder sind mit ca. einem halben Jahr so weit, den ersten Brei zu versuchen. Früher Brei zu füttern, hat keinerlei Vorteile für das Kind. Wie schon oben gesehen, ist aber nicht jedes Kind genau zur gleichen Zeit für diesen Entwicklungsschritt bereit. Gar nicht so wenige wollen auch mit sechs Monaten noch nichts von fester Kost wissen. Es macht deshalb keinen Sinn, genau festzulegen, wann ein Baby seinen ersten Brei essen muss. Viel besser vergessen Eltern einmal den Kalender und vertrauen dem Instinkt ihres kleinen Lieblings.

Das Baby zeigt: Ich bin bereit für den ersten Brei

Irgendwann, nach kürzerer oder längerer Quengelphase, bekommt das Baby seinen ersten Zahn, und es gibt viele Kinder, die sich just zu diesem Zeitpunkt für feste Kost interessieren. Es gibt jedoch auch jene Kinder, die mit einem Jahr noch keinen Zahn haben und schon ganz tüchtig am Tisch mitessen. Allein auf das Wachstum der Zähne können sich Eltern also nicht verlassen, wenn sie wissen möchten, wann das Kind nun

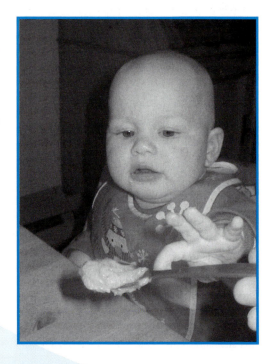

3.2 Zeit für den ersten Brei

Wenn Mamas Milch nicht mehr alleine ausreicht

Es gibt verschiedene Gründe dafür, dass ein Baby feste Kost braucht, obwohl Muttermilch alles enthält, was ein Säugling benötigt. Erstens reicht irgendwann die Energie der Milchnahrung nicht mehr aus, um das Kind zu ernähren. Das liegt nicht an der Milchproduktion der Frau, denn die Mutter könnte genügend Milch produzieren, um den wachsenden Energiebedarf zu decken – schließlich gibt es Frauen, die Zwillinge sechs Monate lang voll stillen. Doch der kleine Magen und das Verdauungssystem des Babys können nicht mehr als etwa einen Liter flüssige Nahrung pro Tag verarbeiten und je nach Baby ist das früher oder später zu wenig.

Zweitens braucht der wachsende Säugling weitere Nährstoffe, vor allem Vitamine, Mineralstoffe und sekundäre Pflanzenstoffe, die er aus der Beikost beziehen kann. Auch Faserstoffe aus Obst, Gemüse und Getreide sind wichtig. Sie fördern die Verdauung und verhindern Verstopfung. Kurz: Beikost deckt den steigenden Bedarf an Nährstoffen des heranwachsenden Säuglings.

Und schließlich will ein Kind mit einem gewissen Alter ganz einfach essen. Denn das Interesse an fester Nahrung ist nicht nur ein körperlicher, sondern auch ein intellektueller Sprung in der Entwicklung des Babys.

Brei bekommen soll. Es gibt weitere, zuverlässigere Zeichen, dass das Kind bereit ist für den Breistart.

Wenn Eltern ihren Kindern vertrauen und sie liebevoll in ihrer Entwicklung begleiten, zeigen die Kleinen deutlich, wann der Zeitpunkt für den ersten Brei gekommen ist. Auch wenn es für Eltern mit einem ganz kleinen Baby unvorstellbar ist: Wenn es dann so weit ist, sind sie sicher, dass der richtige Zeitpunkt da ist. Im Kasten auf Seite 12 finden sich einerseits die Entwicklungsschritte, die das Baby wenn möglich bei Breistart schon gemeistert haben sollte, und andererseits die Zeichen, die es aussendet, um zu sagen, dass es bereit ist für den ersten Brei. Meist – und das sei hier betont – meist, aber nicht immer, ist dies etwa mit sechs Monaten der Fall. Aus dem „Säugling" wird ein „Löffling".

Mal mehr, mal weniger

Alle Eltern stellen Erwartungen an die Entwicklung ihrer Kinder, auch beim Breistart. Viele Eltern sind überzeugt, dass das Baby am ersten Tag zwei Löffel isst, am zweiten drei Löffel, dann einen halben Teller, bald einen ganzen Teller voll, dann eine zweite feste Mahlzeit und so weiter. Doch wie so viele vorgefasste Meinungen ist auch diese falsch. Einerseits hat jedes Kind sein eigenes Temperament – das eine isst wochenlang nur einige Löffel, das andere möchte sofort einen ganzen Teller Brei essen – andererseits gibt es immer wieder Zeiten, in denen das Kind den gewohnten Brei verweigert und wieder vermehrt an die Brust will. Häufig, aber nicht immer, findet sich dafür eine Erklärung: Die Familie macht Ferien in ungewohnter Umgebung, Mama geht wieder außer Haus einer Arbeit nach, ein neuer Babysitter kümmert sich um das Kleine, eine Krankheit wird ausgebrütet, ein Zahn bricht durch. Es gibt viele Gründe, die den Appetit des kleinen Lieblings vermindern können. Manchmal finden Eltern jedoch keine Erklärung dafür. Trotzdem ist es auch dann wichtig, aufs Baby zu hören und seine Unlust am Brei zu akzeptieren.

Yannik war sieben Monate alt und schon ein guter Esser. Mittags aß er einen ganzen Teller Karottenbrei, am Nachmittag eine Banane. Die Sommerferien verbrachte die Familie in Norwegen. Zwei Wochen vorher kaufte seine Mutter ein Gläschen Karottenbrei; Yannik schmeckte es prima, also reisten 15 Gläschen im Gepäck mit. Bananen konnte man ja auch in Norwegen kaufen. Schon im Flugzeug nahm der Kleine nur wenige Löffel Karottenbrei an, in Norwegen angekommen verweigerte er den Brei vollständig. Stattdessen trank Yannik wieder häufiger an der Brust, in den ersten Tagen ernährte er sich sogar ausschließlich von Muttermilch. Als er sich ein bisschen an die neue Umgebung gewöhnt hatte, schmeckte ihm zumindest der Bananenbrei wieder. 13 Gläschen Karottenbrei aber traten zwei Wochen später wieder die Heimreise an, die restlichen zwei waren nach vergeblichen Essversuchen im Abfalleimer gelandet. Kaum zu Hause, wurde Yannik wieder zum großen Esser, den die Eltern von früher kannten.

Zeichen, dass das Baby für den Breistart bereit ist

Von diesen Voraussetzungen sollten die meisten beim Breistart erfüllt sein:
- Das Baby zeigt, dass es essen möchte. Es rudert mit den Armen, wenn andere essen, greift nach der Nahrung der Eltern und macht Kaubewegungen mit. Es „verschlingt" das Essen mit den Augen.
- Das Baby sitzt mit Unterstützung aufrecht und hält seinen Kopf selbst.
- Der Zungenstreckreflex, durch den das Baby feste Nahrung automatisch wieder aus dem Mund herausschiebt, hat sich deutlich abgeschwächt.
- Das Baby öffnet seinen Mund, nimmt den Brei mit der Zunge auf und schluckt ihn. Es beginnt, Kaubewegungen auszuführen (mit etwa einem Jahr beteiligen sich dann die Zähne am Zerkleinern).
- Es ist bereit, Essen aufzunehmen, und zeigt dies. Es versucht, Essen zu erhaschen und steckt es sich selbst in den Mund.
- Es ergreift Dinge mit dem Scherengriff (Daumen und Handinnenfläche) und führt sie an den Mund.
- Es kann seine Sättigung durch Verweigerung des Essens anzeigen.
- Sein Geschmackssinn ist weitgehend ausgebildet.
- Seine Verdauung und Ausscheidung sind genügend ausgereift, was mit etwa sechs Monaten der Fall ist.
- Das Baby will einige Tage nacheinander häufiger gestillt werden. Und zwar weil es nicht mehr satt wird und nicht, weil es krank ist, zahnt oder etwas in seiner Umgebung oder seinem Tagesablauf verändert wurde. Häufigeres Anlegen kann seinen Hunger nicht stillen.

Späte Esser

Was ist los, wenn ein Kind mit sechs, sieben oder sogar acht Monaten noch keine Anzeichen gibt, dass es essen möchte? Wenn es im Gegenteil die regelmäßig angebotene Nahrung konsequent verweigert? Wenn Großeltern, Nachbarn und Freunde die Familie bedrängen, dass das Baby jetzt wirklich etwas „Richtiges" essen muss?

Nun, es gibt sie, die Kinder, die bis zu ihrem ersten Geburtstag außer Muttermilch jegliche Nahrung verweigern und sich trotzdem gesund entwickeln. Und sie sind gar nicht so selten. Den Eltern bleibt da nichts anderes übrig, als auch dies zu respektieren, denn zum Essen zwingen kann man das Kind ja nicht. Manchmal sind solche Babys allergiegefährdet und spüren instinktiv, dass ihnen Beikost noch nicht bekommt. Ist der Körper dann bereit, feste Nahrung aufzunehmen, beginnen sie zu essen.

In dieser Situation ist es besonders wichtig, dass Essen nicht zu einem Machtkampf zwischen Eltern und Baby wird, bei dem es nur Verlierer gibt. Manche Eltern sind ungehalten, dass ihr Baby nicht essen will, sie machen sich vielleicht Sorgen um seine Gesundheit, und da entsteht schon mal der Impuls, dem Baby einen Löffel Brei „reinzudrücken". Besorgte Eltern schildern oft, mit welchen Tricks sie versuchen, Nahrung in ihr Baby „reinzukriegen". Doch das alles ist sehr destruktiv, denn so erlebt das Kind Essen als etwas Negatives – und das bei seinem ersten Kontakt mit einer neuen Kost! Das kann nicht die Lösung sein, denn die meisten Eltern wollen, dass Essen für ihr Kind etwas Genussvolles ist.

Wesentlich erfolgversprechender ist es, dem Baby immer wieder – etwa jede Woche – feste Kost anzubieten. Für den Anfang eignet sich dazu Banane besonders gut, denn es ist keine große Arbeit, ein Stück Banane zu zerdrücken.

Manchmal hilft es auch, etwas anderes als Brei anzubieten: ein Stückchen gekochtes Gemüse oder eine Reiswaffel. Denn es gibt Kinder, die Brei nicht mögen, sondern „Stückiges" bevorzugen und mit großem Appetit essen, wenn Eltern ihre Vorlieben akzeptieren.

Selbstverständlich müssen Eltern abklären, ob ihr Kind gesund ist, wenn es feste Nahrung lange verweigert. Ist es jedoch munter, aktiv und nimmt regelmäßig (wenn auch vielleicht nur wenig) zu und entwickelt sich gut, erleidet es mit größter Wahrscheinlichkeit keinen Mangel und alles ist in bester Ordnung. Plötzlich, für Eltern vielleicht überraschend, interessiert sich auch ihr Kind für feste Nahrung und isst innerhalb kurzer Zeit viele verschiedene Nahrungsmittel.

Jonas wollte und wollte nicht essen. Anfangs machten sich die Eltern keine großen Gedanken deswegen. Sie wussten, dass Kinder einen unterschiedlichen Entwicklungsfahrplan haben. Doch als Jonas neun Monate war und noch immer kein Interesse an fester Nahrung zeigte, ja ihre verschiedenen Angebote immer wieder ablehnte, wurden sie unruhig. Der konsultierte Kinderarzt stellte fest, dass Jonas vollkommen gesund war. Er litt unter keinem Mangel, entwickelte sich gut und war ein fröhliches, aufgewecktes Kind. Er liebte Mamas Brust und Muttermilch. Mit zehn Monaten bekam er seinen ersten Zahn. Als dieser durchgebrochen war, lutschte Jonas erstmals etwas Banane von Papas Finger. Es schien ihm zu schmecken. Von diesem Tag an aß Jonas – keinen Brei, aber Brotrinde, Spaghetti und Blumenkohl. ■

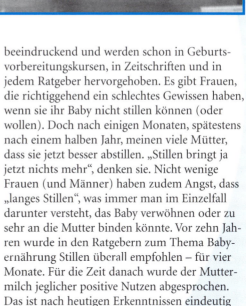

Eltern sollten immer daran denken, dass Essen ein Lernprozess ist. Es hängt vom individuellen Charakter des Kindes ab, wie es diesen bewältigt. Es gibt forschere Kinder und solche, die lieber abwarten. Auch wenn sich das Baby mit etwa einem halben Jahr langsam für seine Umgebung öffnet, braucht es einige wenige konstante Bezugspersonen, die es füttern. Ebenso braucht es einen festen Rahmen bei den Mahlzeiten, der seinem Entwicklungsstand angepasst ist. Das kann ein Hochstuhl sein, der seinen festen Platz am Familientisch hat, oder ein vertrauter Teller. Die Seele isst nun mal mit. Bei allen gesundheitlichen Betrachtungen zum Breistart und dem Aufbau des Nahrungsplans in den ersten zwei Lebensjahren darf die Ernährung des Kindes nicht auf wissenschaftliche Erkenntnisse reduziert werden. Essen ist viel mehr!

3.3 Muttermilch: Das wichtigste Nahrungsmittel im ganzen ersten Lebensjahr

In den ersten Wochen und Monaten nach der Geburt wollen die meisten Frauen stillen. Kein Wunder: Die Vorteile der Muttermilch sind beeindruckend und werden schon in Geburtsvorbereitungskursen, in Zeitschriften und in jedem Ratgeber hervorgehoben. Es gibt Frauen, die richtiggehend ein schlechtes Gewissen haben, wenn sie ihr Baby nicht stillen können (oder wollen). Doch nach einigen Monaten, spätestens nach einem halben Jahr, meinen viele Mütter, dass sie jetzt besser abstillen. „Stillen bringt ja jetzt nichts mehr", denken sie. Nicht wenige Frauen (und Männer) haben zudem Angst, dass „langes Stillen", was immer man im Einzelfall darunter versteht, das Baby verwöhnen oder zu sehr an die Mutter binden könnte. Vor zehn Jahren wurde in den Ratgebern zum Thema Babyernährung Stillen überall empfohlen – für vier Monate. Für die Zeit danach wurde der Muttermilch jeglicher positive Nutzen abgesprochen. Das ist nach heutigen Erkenntnissen eindeutig falsch!

Es gibt keinen ernährungsphysiologischen Grund, das Baby abzustillen, nur weil es feste Nahrung zu sich nimmt. Muttermilch bleibt im ganzen ersten Lebensjahr – und oft auch darüber hinaus – das wichtigste Nahrungsmittel für ein Baby. Feste Nahrung ergänzt die Muttermilch, ersetzt sie aber nicht. Der Nutzen des Stillens für Gesundheit, Nährstoffversorgung, Immunsystem, Entwicklung und Psyche des Kindes bleibt im zweiten Lebenshalbjahr bestehen. Muttermilch ist noch lange die Hauptquelle an hochwertigen Kalorien, Eiweiß, Vitaminen und Mineralien.

Längeres Stillen schützt vor Allergien, vor dem gefürchteten Hämophilus Influenza Typ B, vor Mittelohrentzündung und vielen weiteren Krankheiten. Und: Stillen schützt vor Übergewicht: Babys, die länger als sechs Monate gestillt werden, haben gegenüber nicht gestillten Kindern ein um 33% verringertes Risiko, später Übergewicht zu entwickeln (📖 34).

Original versus Kopie

Wie wichtig Muttermilch für ein Baby auch im zweiten Lebenshalbjahr ist, zeigt sich daran, dass ein Kind, das mit vier oder sechs Monaten abgestillt wird, mindestens bis zum ersten Geburtstag eine (der Muttermilch angepasste) Flaschennahrung braucht. Reine Kuhmilch, auch verdünnte, bekommt einem Baby auch mit sechs Monaten ganz und gar nicht. Flaschenmilchpulver wird mit großem technischen Aufwand aus Kuhmilch hergestellt. Deshalb empfiehlt die Schweizerische Gesellschaft für Pädiatrie in ihren neuesten Empfehlungen für die Säuglingsernährung, zusätzlich zur Beikost während des ganzen ersten Lebensjahres und darüber hinaus weiterzustillen. Falls nicht gestillt werden könne, bräuchten die Babys bis zum Ende des ersten Lebensjahres eine Säuglingsmilch, schreiben die Schweizer Ärzte (📖 10). Wenn Stillen sowohl Mutter wie Baby Freude macht und es nicht besondere Gründe für das Abstillen gibt (und dazu zählt durchaus die Erschöpfung der Mutter), ist es unlogisch und schade, das Original Muttermilch durch die nicht ganz gelungene Kopie Flaschenmilch zu ersetzen!

Muttermilch gibt dem Kind Energie und Geborgenheit

Die ernährungsphysiologischen Vorteile der Muttermilch sind auch im zweiten Lebenshalbjahr nur die eine Seite. Denn Stillen schenkt auch dem älteren Baby Geborgenheit und Sicherheit. Zwar ist das Kind nicht mehr ausschließlich von Mamas Milch abhängig, sondern isst oft schon Beikost. Das Baby löst sich allmählich von der Mutter, erweitert seinen Beziehungskreis. Es geht krabbelnd auf Entdeckungsreise, lernt neue Menschen und Bezugspersonen kennen, entfernt sich einige Meter vom „sicheren Hafen" Mutter. Doch gerade jetzt kehrt das Kleine gerne zu Mama zurück und holt sich an der vertrauten Brust Stärkung für seine neuen Abenteuer. Die Frau genießt vielleicht die (Still-)Pause im manchmal hektischen Alltag und das Kind tankt Energie und Vertrauen für seine neuen Entdeckungsreisen.

Die neue Unabhängigkeit des Babys eröffnet der Mutter neue Freiräume: Papa oder Babysitter können mal eine Breimahlzeit füttern; das Baby kann Wasser aus dem Becher trinken, während Mama unterwegs ist. Ist Mama länger weg, dann kann sie etwas abgepumpte oder ausgestrichene Milch zu Hause lassen (was auch schon früher möglich ist). Nach der Rückkehr sind sich Mutter und Baby beim Stillen dann wieder ganz nah.

Stillen verliert nicht plötzlich seine vielen praktischen Vorteile, wenn das Baby B(r)eikost isst. Muttermilch ist die ideale Ergänzung zur festen Kost (oder anders gesagt: feste Kost ist die Ergänzung zur Muttermilch), hat die richtige Zusammensetzung und ist ohne großes Kochen sofort bereit. Wie mühsam ist es doch, Flasche und Milchpulver mit in den Urlaub zu nehmen, im Hotel für abgekochtes Wasser zu sorgen – und das mit einem schreienden Baby auf dem Arm. Denn besonders geduldig sind die Kleinen in diesem Alter noch nicht.

Ganz besonders wertvoll ist das Stillen, wenn das Baby krank ist. Obwohl es vielleicht vorher schon ganz gut gegessen hat, ist dann Muttermilch häufig wieder die einzige Nahrung, die es zu sich nimmt und verträgt.

Sara war zehn Monate alt und eine prima Esserin, als sie einen Brechdurchfall bekam. Jeder Schluck Tee, jeder Bissen Zwieback kam sofort wieder hoch. Die Eltern machten sich große Sorgen, dass Sara dehydrieren („austrocknen") könnte, denn das ist bei so kleinen Kindern ein häufiger Grund für eine Krankenhauseinweisung. Sie waren in großer Angst. Sara wurde noch morgens und abends gestillt. Als sie jetzt so krank war, wollte sie plötzlich wieder alle zwei Stunden an die Brust. Anfänglich kamen nur wenige Schlucke, da ihre Mutter ja nicht mehr so viel Milch produzierte. Wunderbarerweise konnte Sara diese wenigen Schlucke im Magen behalten, und es ging ihr bald etwas besser. Innerhalb von zwei Tagen steigerte das häufige Trinken von Sara an der Brust die Milchproduktion so stark, dass das Mädchen davon wieder satt wurde – ohne andere Nahrung, die seinen kranken Magen noch überfordert hätte. Langsam kam Sara wieder zu Kräften, und als sie die Krankheit ganz überwunden hatte, begann sie auch wieder zu essen. Die Brust war wieder nur noch morgens und abends angesagt. ■

Die WHO (📖 21) empfiehlt, Babys mindestens zwei Jahre zu stillen. Dies ist insbesondere in den Entwicklungsländern sinnvoll, ja manchmal lebensrettend, denn dort ist die hygienische Situation nicht immer gut und es kann schwierig sein, sauberes Wasser für eine Flasche zu finden oder abzukochen. Doch auch die ESPGHAN (European Society for Pädiatric Gastroenterology, Hepatology and Nutrition) empfiehlt, neben der Beikost weiterzustillen (📖 11). Es gibt also auch hierzulande keinen Grund, die Kinder vor ihrem ersten Geburtstag abzustillen, falls die Mutter noch gerne stillt und das Baby es noch genießt. Gesundheitlich profitiert das Kleine in jedem Fall. Wie oben erwähnt, empfiehlt auch die Schweizerische Gesellschaft für Pädiatrie, im gesamten ersten Lebensjahr zu stillen – und die Schweiz ist ja keineswegs ein Entwicklungsland.

3.4 Nahrungsaufbau – die ersten Breie

Nun ist es so weit: Das Baby ist etwa sechs Monate alt und zeigt lebhaftes Interesse an fester Nahrung. Mama und Papa sind sicher, dass der Zeitpunkt gekommen ist, mit B(r)eikost zu beginnen. Aber noch immer haben die Eltern nicht entschieden, welchen Brei sie aus dem voll gestopften Regal im Supermarkt nach Hause tragen sollen. Am besten lassen sie alle stehen und wechseln in die Gemüse- und Früchteabteilung!

Denn es gibt für den Breistart eine Regel: Ein einziges Lebensmittel in der ersten Breiwoche! Das bedeutet, dass der Brei eben aus nur einer einzigen Zutat hergestellt wird, um allfällige Unverträglichkeiten sofort zu erkennen. Vor- und Nachteile von Fertigbrei im Vergleich zu selbst gemachtem Brei werden später besprochen (☞ S. 24). Tatsache ist jedoch, dass Eltern sehr sorgfältig suchen müssen, bis sie im Supermarkt einen Brei finden, der nicht aus vielen verschiedenen Zutaten besteht.

Doch vielleicht schaffen es die Eltern vor dem Breistart gar nicht bis zum Supermarkt, um frische Karotten zu kaufen – weil das Baby ihnen einen Strich durch die Rechnung macht. Denn der erste Brei lässt sich nicht immer planen. Sind Eltern für die Zeichen des Kindes offen, ist es gut möglich, dass sich die erste Mahlzeit ganz spontan ergibt. Das Kind quengelt mal wieder, während die Familie beim Mittagsmahl sitzt. Das Jüngste versucht, etwas von diesen leckeren Dingen auf dem Tisch zu erhaschen. Entnervt oder verzweifelt, je nach Temperament der Eltern, zerdrücken diese ein Stück Banane und bieten dem kleinen Quälgeist einige Löffelchen davon an. Und schon isst das Baby seinen ersten Brei! Oder das Kind erhascht ein Stückchen gekochtes Gemüse, ohne dass die Eltern es merken und eingreifen können.

Vor oder nach der Mahlzeit stillen?

Die drei Löffelchen Karottenbrei, die ein Baby bei seiner ersten Mahlzeit isst, ersetzen keine Stillmahlzeit. Also wird das Baby nach dem ersten Brei nicht plötzlich weniger häufig gestillt. Deshalb stellt sich die Frage, ob die gewohnte Stillmahlzeit nun vor oder nach dem Brei stattfinden soll. Beide Varianten haben Vorteile, und es hängt vom Temperament des Kindes ab, was es bevorzugt. Hat ein Baby so großen Hunger, dass es nicht bereit ist, etwas Neues zu versuchen, ist es besser, ihm vor der Mahlzeit die Brust zu geben. Trinkt sich das Baby dann aber an der Brust satt, will es keinen Brei mehr versuchen. Ist ein Kind jedoch am Brei interessiert und isst davon seine drei Löffel, kann es sich nachher an der Brust satt trinken. Aber vielleicht ist es dann gar nicht mehr an der Brust interessiert.

Es gibt eine dritte Variante: Das nach Bedarf gestillte Baby isst seinen Brei dann, wenn der Rest der Familie zu Tisch sitzt. Es hat vielleicht vor einer Stunde seine letzte Stillmahlzeit getrunken und verspürt keinen eigentlichen Hunger, sondern einfach Lust, etwas Neues zu versuchen. Nach seinen drei Löffeln Brei hat es seine Neugier gestillt und spielt vergnügt mit dem Löffel (oder dem Rest des Breis). Wenn sich der Hunger später wieder meldet, wird es nach Mamas Milch verlangen. Es wurde keine Mahlzeit ersetzt, sondern – für einige Wochen, bis es dann so viel Brei isst, dass es für längere Zeit satt davon wird – eine weitere Mahlzeit hinzugefügt.

Zugegeben, diese Varianten treten eher beim dritten als beim ersten Kind ein. Beim ersten Sprössling ist folgendes Szenario wesentlich wahrscheinlicher: Mama und Papa sind sicher, dass der kleine Liebling bereit ist für seinen ersten Brei. Mama hat auf dem Markt die frischesten Bio-Karotten erstanden, die sie finden konnte, Papa hat daraus liebevoll einen Brei zubereitet – und der Liebling isst bestenfalls zwei Löffel davon. Macht nichts! Der Rest wandert, in möglichst kleine Portionen verpackt, in die Gefriertruhe.

Karotten, Kartoffeln oder Bananen

Gerade beim Breistart sollten sich Eltern nicht verrückt machen lassen: Es gibt ihn nicht, den einzig richtigen Brei, den alle Kinder mit sechs Monaten essen müssen! Trotzdem eine Empfehlung als Richtschnur: Für den Anfang eignet sich **eines** der folgenden Lebensmittel besonders gut: Kartoffel, gekochte Karotte, gekochter Kürbis, gekochte Zucchini oder Banane, wobei letztere den unschlagbaren Vorteil hat, dass der Brei ohne Kochen zubereitet wird. Karotten, Kürbis und Kartoffeln sind prima Gemüse für den ersten Brei. Karotten- und Kürbisbrei enthalten viel Vitamin A, und viele Babys mögen diese Breie, weil sie leicht süßlich schmecken. Die Aufzählung der Lebensmittel für den Breistart ist nicht abschließend. Viele amerikanische Eltern beispielsweise geben ihren Kindern fein zerdrückte Avocado als erste Kost. Dass es keine absolute Wahrheit bezüglich des besten Nahrungsmittels für den Breistart gibt, betonen auch die Schweizer Ärzte in ihren neuesten Empfehlungen: „Die Auswahl der für die Beikost verwendeten Lebensmittel wird durch vielfältige individuelle, traditionelle und kulturelle Faktoren beeinflusst und ist ernährungsphysiologisch wahrscheinlich nicht entscheidend" (10). Selbstkritisch fügt die Ernährungskommission an, dass der alte „Ernährungsplan für Säuglinge" viel zu detailliert und einschränkend war.

„Geben Sie Ihrem Kind am Anfang Kartoffelbrei. Nach und nach können Sie dann etwas Karotten dazugeben!" Schwester Hanni sprach eindringlich auf die Mutter ein. „Also zuerst Kartoffeln?" fragte diese nach. „Ja, denn die meisten Kinder ziehen Kartoffeln den Karotten vor. Achten Sie deshalb auch später darauf, dass mehr Kartoffeln als Karotten im Brei sind!" Mit diesen Ratschlägen ausgerüstet, kochte Mama zu Hause den ersten Kartoffelbrei. Elias wollte nichts davon wissen. Dabei hatte er doch immer versucht, das Essen der Eltern zu erhaschen. „Ist er vielleicht doch noch nicht bereit für feste Nahrung?", fragte sich die Mutter. Nach mehreren Tagen, in denen Elias den Kartoffelbrei immer wieder verweigert hatte, gab die Mutter dann wie empfohlen etwas Karotten zum Brei. Elias saß auf dem Hochstuhl daneben, als seine Mama die Karotten zerdrückte und erwischte etwas davon – bevor die Kartoffeln dazugemischt wurden. Mama erwartete, dass Elias den Brei gleich wieder ausspucken würde, aber das Gegenteil passierte: Mit Händen und Füßen verlangte Elias mehr davon. An diesem Tag aß Elias einen halben Teller voll Karottenbrei – ohne Kartoffeln. Nach einer Woche wurde ein bisschen Kartoffelbrei mit viel Karottenbrei gemischt.

Von der oben genannten Regel zum Breistart – dem Baby in der ersten Woche nur ein einziges Nahrungsmittel anzubieten – gibt es eine einzige Ausnahme: Dem Gemüsebrei sollte immer etwas Öl beigefügt werden, beispielsweise Rapsöl. Ein Teelöffel auf einen Teller Brei genügt. Rotes und oranges Gemüse enthält viel β-Karotin (Provitamin A). Dieses ist fettlöslich und kann vom Körper deshalb nur zusammen mit etwas Öl aufgenommen werden (einfache Breirezepte 4.1) Und noch etwas gehört hierher, auch wenn es später ausführlich besprochen wird: Kaltgepresste Öle sind zwar das Beste für den Rest der Familie, fürs Baby sind sie jedoch noch nicht bekömmlich: Sie gehören sogar zu den Lebensmitteln, die im ersten Lebensjahr verboten sind (3.6).

Isst das Baby eine Woche lang von seinem Gemüsebrei, muss danach nicht unbedingt ein weiteres Gemüse beigemischt werden. Schmeckt der Karottenbrei jedoch offensichtlich nicht, können es die Eltern zur Abwechslung mit Bananen-, Kürbis-, Zucchini- oder Kartoffelbrei versuchen. Eine gewisse Abwechslung hat den Vorteil, dass sich das Kind an verschiedenste Nahrungsmittel gewöhnt, was später dazu führt, dass es eine breitere Palette an Speisen mag. Diese erwünschte frühe Prägung des Geschmacks darf jedoch nicht erzwungen werden. Wenn das Kind lieber einige Wochen den vertrauten Brei essen möchte, dann ist das ebenfalls in Ordnung. Spätestens

3.4 Nahrungsaufbau – die ersten Breie

im 2. Lebensjahr lernt es dann ohnehin die familientypischen Speisen am Familientisch kennen.

Übrigens: Einigen Babys schmeckt der erste Brei besonders gut, wenn Mama etwas ausgestrichene Muttermilch darunter mischt.

Der schnellste Brei
In der Gemüse- und Fruchtabteilung gibt es auch Bananen. Nun werden einige Mütter und Väter den Kopf schütteln: „Da wird das Baby ja gleich an den süßen Geschmack gewöhnt!" Tatsache ist: Die meisten Babys mögen den fruchtig-süßen Geschmack der Banane. Schon manches Baby hat den Gemüsebrei verweigert und Bananenbrei mit Hingabe gegessen. Die Vorliebe für den süßen Geschmack ist angeboren – auch Muttermilch schmeckt süß. Und mal ganz ehrlich: Es gibt wohl kein Kind, das mit vier Jahren Süßigkeiten weniger liebt, nur weil es in seinen ersten Lebensmonaten keinen Bananenbrei bekommen hat!

Hingegen ist es völlig unnötig, Breie mit Zucker (oder auch Salz) anzureichern. Das gilt auch für Tee. Das Baby kann mit seinem „unverdorbenen" Geschmackssinn die Geschmacksnuancen der einzelnen Lebensmittel viel besser wahrnehmen, wenn der Brei ohne Zucker und Salz serviert wird. Außerdem fördert Zucker Zahnschäden und Salz belastet die Nieren.

Ein großer Vorteil des Bananenbreis ist der geringe Aufwand, den seine Zubereitung erfordert: Ein Stück Frucht mit der Gabel fein zerdrücken – fertig. Das ist nicht unwesentlich für viel beschäftigte Eltern, vor allem, wenn das Kleine nur wenige Löffel Brei isst. Es ist ziemlich frustrierend, lang am Herd gestanden zu haben und das Kleine isst kaum etwas vom liebevoll zubereiteten Brei. Es fällt wesentlich leichter, zu akzeptieren, dass Baby noch (fast) nichts essen möchte, wenn der einzige Aufwand darin bestand, ein Stückchen Banane zu zerdrücken. Banane lässt sich überallhin mitnehmen (seit kurzem gibt es als Transportverpackung eine Bananen-Box), sie enthält wertvolle Nährstoffe und ist sehr bekömmlich. Bananen sind sozusagen „Convenience-Food" der Babys. Einziger Nachteil: Bananen wachsen nicht in unseren Breiten und müssen einen weiten Weg zurücklegen, bis sie auf dem Teller des Kindes landen. Biobananen und fairer Handel können das jedoch teilweise wettmachen.

Wenn das „was" geklärt ist, stellt sich noch die Frage nach dem „wann": morgens, mittags, nachmittags oder abends? Auch da gibt es keine allgemein gültige Antwort. Es kann sein, dass am Mittag, wenn die ganze Familie zu Tisch sitzt, der ideale Zeitpunkt für Babys Brei ist. Ist jedoch die gemeinsame Mittagszeit kurz und sitzt Mama alleine mit mehreren Geschwistern zu Tisch, die ebenfalls betreut sein wollen, ist es vielleicht besser, sich vor oder nach dem Familienessen Zeit für Babys Brei zu nehmen. Viele Eltern bevorzugen den Nachmittag als Breizeit, da sie sich dann ungestört dem Kind widmen können. Tatsache ist, dass viele Babys Gesellschaft beim Essen sehr schätzen und „dazugehören" wollen. Wenige Wochen nach dem Breistart sind die meisten von ihnen in der Lage, sich selbst etwas in den Mund zu schieben, und dann sind gemeinsame Mahlzeiten etwas sehr Schönes.

Energiedichte Beikost

Ein Baby hat einen kleinen Magen und kann pro Mahlzeit entsprechend wenig essen. Deshalb braucht es pro Tag mindestens fünf Mahlzeiten. Nun ist Muttermilch ein recht energiedichtes Nahrungsmittel. Sie enthält pro 100 Gramm (oder 100 ml) ca. 67 kcal. Karottenbrei mit Öl enthält ungefähr die Hälfte. Das Baby müsste also 200 Gramm Brei essen, um dieselbe Kalorienmenge zu sich zu nehmen, wie wenn es 100 ml Milch trinkt. Zur Verdeutlichung der Menge: Ein ganzes Gläschen enthält 125 Gramm Brei. Diese Rechnung besagt zweierlei: Erstens ist es kein Wunder, dass eine Gemüsebreimahlzeit nicht so schnell eine ganze Stillmahlzeit ersetzt, bei der im Durchschnitt etwa 200 ml getrunken werden. Und zweitens erklärt sie, wieso Babys häufig Nahrungsmittel mit höherer Kaloriendichte bevorzugen, wenn sie denn wählen dürfen. Pro 100 Gramm enthalten beispielsweise Bananen 88 kcal, gekochte Nudeln 94 kcal und Reiswaffeln gar 388 kcal. Eine einzige Reiswaffel (8 g) enthält also ungefähr gleich viele Kalorien wie ein Gläschen Karottenbrei. Lässt sich aber meist wesentlich einfacher knabbern.

Viel Geduld in den ersten Breiwochen

Das Baby steht noch immer ganz am Anfang seiner Breizeit, und bevor die Ernährungsphysiologie vertieft besprochen wird, gibt es hier einen Abschnitt über die Atmosphäre bei den ersten Breimahlzeiten. Denn diese ist ebenso wichtig wie die richtige Zusammensetzung und Menge der Mahlzeiten.

Was Eltern in den ersten Wochen Breizeit in erster Linie brauchen, ist Geduld, Geduld und nochmals Geduld. Essen ist fürs Baby etwas ganz Neues, an das es sich erst gewöhnen muss. Schon ganz kleine Kinder haben Vorlieben und Abneigungen und einen eigenen Charakter. Es gibt Babys, die sich schnell an die neue Nahrung gewöhnen, andere brauchen dazu etwas länger – oder eben viel länger.

Eltern haben in dieser Phase die Aufgabe, gelassen daneben zu sitzen und dem Baby Essen als etwas Schönes und Lustvolles nahe zu bringen. Sie können ihm den Löffel vor den Mund halten, lachend „Mmmhh!" sagen und beobachten, ob das Kind seinen Mund öffnet. Probiert das Baby davon, darf es selbst entscheiden, ob es ihm schmeckt. Wenn es den Mund nicht öffnet oder nach dem ersten Probelöffel nicht mehr weiter essen möchte, dann ist das auch in Ordnung. Wut oder Ungeduld sind nicht angebracht und setzen das Kind unnötig unter Druck (5.3). Es versteht gar nicht, wieso Mama oder Papa böse ist.

Auf keinen Fall dürfen Eltern damit rechnen, dass das Baby bei seiner ersten Mahlzeit gleich einen großen Teller Brei verschlingt und durch den Brei eine Milchmahlzeit ersetzt wird. Vielleicht reichen ihm ein oder zwei Löffelchen. Dabei zeigt sich, ob das Kind schon bereit ist für die neue Nahrung und ob es das angebotene Lebensmittel mag. Wendet es den Kopf ab oder presst seine Lippen aufeinander, hat es keinen Sinn, mit gleicher Kraft den Löffel gegen die Lippen zu pressen. Abwarten heißt dann die Devise. Nach einer Woche kann dann der Versuch wiederholt werden.

Nicht wenige Babys essen nach erfolgreichem Breistart von Mahlzeit zu Mahlzeit eine etwas größere Menge. Doch das ist ebenfalls Charaktersache. Es gibt Kinder, die verschlingen nach wenigen Tagen „Unmengen" (einen halben Teller) des geliebten Karottenbreis, anderen reichen auch nach Wochen einige wenige Löffel pro Mahlzeit. Jedes Baby ist eben einmalig!

Brei ergänzt die Muttermilch – nicht umgekehrt

Sie haben es schon oben gesehen: Muttermilch bzw. Flaschenmilch ist im ganzen ersten Lebensjahr des Kindes sein Hauptnahrungsmittel. Der Brei ergänzt die Milchnahrung, nicht umgekehrt! Wenn Eltern sich dies immer wieder in Erinnerung rufen, stresst es sie auch nicht so, wenn das Baby nur ganz wenig Brei isst. Ob das Kind vor oder nach der Breimahlzeit gestillt wird oder einfach, wenn es danach verlangt, können Mama und Baby zusammen ausmachen.

Marie hat seit ihrer Geburt immer nur eine Brust pro Mahlzeit getrunken. Nach fünf Minuten hat sie jeweils die Brustwarze losgelassen, sie war satt. Jetzt mit sechs Monaten trinkt sie immer noch acht Mahlzeiten pro Tag. Eines Mittags bekommt sie ihren ersten Karottenbrei. Sie isst vier Löffel davon und weigert sich dann, ihren Mund weiterhin zu öffnen. Ihre Mutter weiß, dass der Breistart langsam beginnen soll, und bietet ihr die Brust an. Doch Marie will nichts davon wissen. Das kleine Mädchen stößt die Brust weg und wendet den Kopf ab. Sie hat kein Bedürfnis, nach dem Brei Milch zu trinken. Mama nimmt sie auf den Schoß und spielt mit ihr. Zwei Stunden später ist Marie wieder hungrig und verlangt jetzt in voller Lautstärke nach der vorher verschmähten Brust. Noch Monate trinkt sie täglich acht Stillmahlzeiten. Erst als sie zweimal am Tag einen halben Teller isst, nimmt die Zahl der Stillmahlzeiten langsam ab.

Dieses Beispiel zeigt, dass Milchmahlzeiten unmöglich schon durch den ersten Brei ersetzt werden können. Manches Kind, das einen regelmäßigen Stillrhythmus hat, genießt vielleicht seine ersten Breie, trinkt vorher oder nachher an der Brust und behält den gewohnten Rhythmus bei, bis es die Muttermilch bei dieser Mahlzeit ganz durch die Beikost ersetzt. Andere Babys trinken zum Brei Wasser aus der Tasse und verlangen im Laufe des Tages eine zusätzliche Stillmahlzeit. Aber alle Babys trinken seltener oder kürzer, je mehr Brei sie essen. Muttermilch wird nach und nach durch Beikost ersetzt. Und das ist richtig so.

3.4 Nahrungsaufbau – die ersten Breie

Kleine Breimengen in der ersten Zeit

Die meisten Eltern halten sich gerne an Zahlen. So wird ein Baby immer wieder gemessen und gewogen und mit seinen Altersgenossen verglichen. Eltern wollen wissen, wie viel Milch ein Kind pro Tag trinken oder eben auch wie viel Brei es essen soll. Das ist ganz normal und in Ordnung, geben diese Zahlen doch Sicherheit, dass das eigene Baby in der Norm liegt und sich gut entwickelt. Falls ein Baby wirklich nicht gut zunimmt, weil es krank ist, ist es wichtig, dies rechtzeitig festzustellen.

Stillende Mütter haben sich in den ersten Monaten daran gewöhnt, dass sie nicht wissen, wie viel das Kind an der Brust trinkt. Das Baby vor und nach jeder Brustmahlzeit zu wiegen, ist heute glücklicherweise nicht mehr üblich. Das entlastet die Mutter ganz erheblich von der Angst, nicht genügend Milch zu produzieren. Die allermeisten Frauen haben genug Milch für ihr Kind. Wenn das Baby sich gut entwickelt, regelmäßig zunimmt, zufrieden ist und fünfmal am Tag eine nasse Windel hat, sind das zuverlässige Zeichen, dass das ausschließlich gestillte Kind genügend Nahrung erhält.

An dieses während der Stillzeit gewonnene Vertrauen sollen sich Eltern während der Breizeit und in der Kleinkinderzeit erinnern. Noch immer dürfen sie das Kind beobachten und müssen nicht Kalorien zählen. Denn sie können ihrem Baby vertrauen, dass es so viel zusätzliche Nahrung isst, wie es im Moment braucht, und sich die restlichen Kalorien an der Brust holt.

Es gibt einige ältere, aber sehr interessante Untersuchungen, die zeigen, dass Babys bei freier Wahl aus einem gesunden Nahrungsmittelangebot genau die Menge und genau die Nährstoffe wählten, welche sie brauchten. Selbst Mangelzustände konnten Kinder unter einem Jahr durch ihre Speisewahl instinktiv ausgleichen.

Es ist schon gesagt worden: Manche Kinder essen bei den ersten Mahlzeiten nur einige wenige Löffel Brei. In den ersten Tagen sollen Eltern die Essensmenge nur langsam steigern und das Kind bestimmen lassen, wie viel es essen möchte. Geduld heißt die Devise in den ersten Essenswochen. Ein Baby braucht Zeit, sowohl während der einzelnen Mahlzeiten als auch in den kommenden Wochen. Eltern können darauf vertrauen, dass das Kind irgendwann mehr essen möchte als nur einige Löffel Brei, auch wenn das erst in einem halben Jahr sein wird.

Im ersten Monat reicht es, höchstens eine Milchmahlzeit durch B(r)eikost zu ersetzen, und zwar grundsätzlich immer mit demselben Brei. Es sei denn, das Baby mag den Brei, der ihm als Erstes angeboten wurde, offensichtlich nicht. Dann ist es sinnvoller, ein Lebensmittel zu suchen, das es mehr liebt. Es spricht auch nichts dagegen, dem Gemüsebrei jede Woche ein neues Gemüse beizufügen. Oder dem Baby einmal ein Stück Banane in die Hand zu drücken, wenn es danach verlangt, obwohl es eigentlich sonst immer Gemüsebrei isst. Voraussetzung: In dieser Woche wurde noch kein anderes Lebensmittel neu eingeführt.

Das Baby wird vielleicht nach und nach immer größere Mengen des Breis essen. Doch auch für Breiliebhaber gilt: Frühestens nach einem Monat Breizeit ist der Zeitpunkt gekommen, dem Kind die zweite Mahlzeit anzubieten. Das Baby und sein Verdauungssystem brauchen Zeit, sich an die neue Art der Ernährung zu gewöhnen!

Die zweite, dritte und vierte Mahlzeit bei Tisch

Die Anfangshürden sind genommen, das Baby isst mit Begeisterung einen Teller Brei pro Tag oder sonst regelmäßig feste Nahrung. Das Abenteuer „Essen lernen" kommt in die nächste Phase.

Die Tabelle auf Seite 20 zeigt einen möglichen Aufbau der Mahlzeiten im ersten Lebensjahr. Eltern dürfen sich aber nicht sklavisch an dieser Tabelle festhalten, da es große Unterschiede zwischen den Kindern gibt. Während die einen früh, häufig und viel sowie vielseitig essen, sind

---

Die goldene Essregel: Die Eltern sagen was, das Kind sagt wie viel

Es gibt eine weitere goldene Essregel, die für die ersten Mahlzeiten genauso gilt wie während der Kleinkinderzeit und später am Familientisch mit einem Schulkind: Die Eltern bestimmen, was auf den Tisch kommt, das Kind bestimmt, wie viel es davon essen möchte!

3 Erste Mahlzeiten fürs Baby; 7.–12. Monat

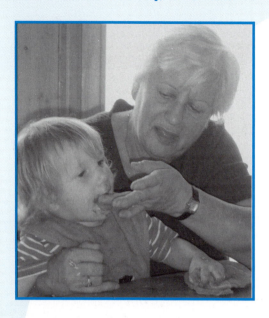

Breie aus Gemüse, Fleisch, Früchten und Getreide

Ein Baby, das vor einigen Wochen seine B(r)eikost-Phase begonnen hat, mag beispielsweise Karotten-Kartoffelbrei gerne und täglich einen Teller davon. Es ist Herbst und Papa hat auf dem Markt einen Kürbis gekauft – den ersten in diesem Jahr. Nun ist das eine prima Gelegenheit, das Baby mit einem neuen Nahrungsmittel bekannt zu machen. Karottenbrei wird durch Kürbisbrei ersetzt oder Kürbisbrei dem bisher gewohnten Brei beigefügt. Diese Neuerung reicht dann für eine Woche, damit die Eltern ganz sicher sein können, dass ihr Kind keine Allergie auf Kürbis entwickelt. So oder ähnlich kann der gewohnte Brei Woche für Woche mit einem neuen Lebensmittel (☞ Tabelle) bereichert werden. Das funktioniert selbstverständlich auch, wenn das Baby als erstes Bananenbrei gegessen hat. Diesem wird dann Fruchtkompott beigemischt. Falls das Kind schon acht Monate alt ist, kann man auch einen Apfel roh und fein geraspelt zum Bananenbrei geben. Ein kleiner

andere noch lange nicht sonderlich an fester Kost interessiert und begnügen sich mit genau dem einen Brei, den sie kennen und mögen. Beides ist in Ordnung!

Alter des Kindes	Anzahl B(r)eikost-Mahlzeiten	Zusätzlich geeignete Lebensmittel
1.–6. Monat	Keine	Keine
7. Monat	Maximal eine, nicht selten noch keine (ganze) Mahlzeit	Karotten, Kartoffeln, Kürbis, Zucchini oder Banane, Avocado Pflanzliche Öle zum Karottenbrei Wasser, Kräutertee, verdünnte Obstsäfte
8. Monat	Eine bis zwei	Andere milde Gemüse (z. B. Fenchel, Kohlrabi, Broccoli, Süßkartoffeln), Avocado Früchtekompott, Trockenobst (z. B. Rosinen), Beeren Fleisch (Geflügel, Kalb, Rind) Getreideflocken, Reis, Reiswaffeln, Nudeln (ohne Ei), Brot
9. Monat	Zwei bis drei	Rohe Früchte (Äpfel, Birnen, Pfirsiche, Kirschen, Melonen, Himbeeren, Blaubeeren, Aprikosen, Trauben oder Pflaumen) Grieß, Maisgrieß, Kastanien, Eiernudeln Zwieback, Cracker und Ähnliches
10. Monat	Zwei bis vier	Vollmilch im Brei, gekochte Eier, Sojamilch, rohes Gemüse
11./12. Monat	Drei bis fünf	Alle anderen Lebensmittel, außer die „Verbotenen" (☞ 3.6)

Tab. 3.1: Nahrungsaufbau für nicht allergiegefährdete Kinder.

3.4 Nahrungsaufbau – die ersten Breie

Ein neues Lebensmittel pro Woche

Grundsätzlich gilt die Regel, dass Eltern ihrem Baby pro Woche nur ein einziges neues Nahrungsmittel anbieten sollen, vor allem am Anfang der Breizeit. Zeigt das Kind Zeichen einer Lebensmittelallergie, zum Beispiel Magen-Darm-Störungen, Hautausschlag oder einen wunden Po, ist sofort klar, welches Nahrungsmittel es nicht verträgt; dieses kann dann bis nach dem ersten Geburtstag weggelassen werden. Damit diese Vorsichtsmaßnahme möglich ist, bereiten die Eltern die Mahlzeiten für ihren kleinen Liebling in den ersten Monaten vorzugsweise selbst zu, denn Fertigbreie sind meist aus vielen verschiedenen Zutaten zusammengesetzt.

Je älter das Kind wird und je mehr es isst, desto schwieriger wird es in der Praxis, immer nur ein Lebensmittel pro Woche oder zumindest alle drei bis vier Tage neu einzuführen. Ein Fertigbrei beispielsweise enthält wie gesagt verschiedene Inhaltsstoffe. Doch auch Zwieback ist aus den verschiedensten Zutaten hergestellt. Spätestens, wenn das Baby die ersten Brei-Hürden genommen hat und erste Speisen der Familienkost versucht, können und müssen Eltern nicht verhindern, dass das Kind an einem Tag mehrere neue Nahrungsmittel kennenlernt. Vielleicht steht Gemüsereis auf dem Tisch und fürs Baby ist sowohl der Reis als auch die eine oder andere Gemüsesorte neu. Kein Problem für ein Kind von neun Monaten. Aber am nächsten Tag muss es dann nicht gleich eine neue Gemüse- oder Obstsorte sein.

Hinweis für diesen Brei: Roher Apfel kann zu Verstopfung führen, deshalb beobachten Eltern ihr Baby in den Tagen nach diesem neuen Brei besser etwas genauer.

Die Jahreszeit und Gewohnheiten der Familie bestimmen mit, welche Lebensmittel zu Brei verarbeitet werden. Im Sommer gibt es keinen Kürbis, dafür Beeren. Ebenso macht es kaum Sinn, dem Baby Schwarzwurzeln in den Brei zu mischen, wenn diese sonst nie auf dem Familientisch stehen. Denn das langfristige Ziel ist, dass das Kind am Familientisch mitisst und sich an die Speisen gewöhnt, die in dieser Familie üblich sind. Die ersten Speisen prägen bekanntlich die Essgewohnheiten entscheidend.

Ist der erste Brei endgültig gegessen, wird es Zeit, den zweiten zuzubereiten. Dies ist gar nicht so schwierig. Weil es für den ersten Brei zwei Möglichkeiten gibt – Gemüse oder Banane – werden nun beide aufgetischt. Hat das Baby bisher Gemüsebrei gegessen, bekommt es jetzt zusätzlich Obstbrei und umgekehrt. Nun dauert es wieder einige Wochen, bis das Baby sich auch an den neuen Brei gewöhnt hat. Wie schon gesagt,

Fleisch in Babys Brei

Vor wenigen Jahren noch sagten viele Kinderärzte, dass es nicht zu verantworten sei, ein Kind ohne Fleisch aufwachsen zu lassen. Doch diese Meinung ist inzwischen revidiert worden. Die Deutsche Gesellschaft für Ernährung (DGE) fasst den aktuellen Stand der wissenschaftlichen Forschungen folgendermaßen zusammen: „Die (ovo-)lacto-vegetabile Ernährung kann als Dauerernährung geeignet sein" (📖 9). Und die ESPGHAN empfiehlt, vegetarisch ernährten Babys einen halben Liter Muttermilch (oder Säuglingsmilch) und Milchprodukte zu geben (📖 11). Bei einer ausgewogenen Familienernährung können Eltern also frei, den Gewohnheiten der Familie entsprechend, entscheiden, ob sie dem Baby Fleisch geben wollen oder nicht. Zwar sind die Eisenvorräte, die das Baby vor seiner Geburt angelegt hat, bei vielen Kindern nach einem halben Jahr aufgebraucht. Stillt eine Mutter jedoch länger als fünf Monate, hat dies eine schützende Wirkung vor Eisenmangel.

In Familien, die Fleisch essen, können die Eltern dem Gemüsebrei etwa zweimal die Woche etwas püriertes Fleisch (Rind, Kalb oder Geflügel) beigeben. Fleisch kann aber problemlos durch eisenreiches Vollkorngetreide plus Vitamin C aus Gemüse, Früchten oder Säften ersetzt werden (☞ 4.1). Das Eisen aus Fleisch wird zwar besser aufgenommen als jenes aus pflanzlichen Nahrungsmitteln, doch Vitamin C verbessert die Eisenaufnahme aus pflanzlichen Nahrungsmitteln erheblich. Ein Glas verdünnter Obstsaft zu den Mahlzeiten hilft dem Körper des Babys, das Eisen aufzunehmen. Die Erfahrung zeigt, dass es in unseren Breitengraden sehr viele Kinder gibt, die sich absolut gesund entwickeln, ohne dass sie in ihren ersten Lebensjahren Fleisch essen (☞ 8.1).

nicht alle Kinder wollen im gleichen Alter gleich viel essen. Die einen lieben den zweiten Brei und verlangen bald nach einer weiteren Mahlzeit, die anderen lassen sich etwas mehr Zeit: Sie sind lange mit zwei Breien pro Tag zufrieden und holen sich den Rest der Nahrung über Muttermilch.

Der Obstbrei kann mit Getreideflocken angereichert werden. Er ist dann energiedichter, enthält also mehr Kalorien pro 100 Gramm. Wird Gluten nicht zu spät eingeführt, schützt das vor Zöliakie, das Kind macht einen weiteren Schritt hin zur gewohnten Ernährung unserer westlichen Welt und erhält das wichtige Spurenelement Selen. Haferflocken eignen sich besonders gut, weil sie viel Eisen enthalten und fettreich sind. Diese müssen am Anfang kurz gekocht werden (☞ 4.1).

Zwischendurch etwas zum Knabbern
Die nächste Mahlzeit ist oft eine Knabbermahlzeit, entweder als Zwischenmahlzeit, als Frühstück oder als Abendessen. Das Baby ist jetzt schon mindestens acht Monate alt. Häufig ist es nun bereit, die verschiedensten Nahrungsmittel zu versuchen. Aber Achtung: Auch jetzt gilt es, wenn möglich nicht gleichzeitig mehrere neue Lebensmittel einzuführen.

Reiswaffeln oder Brot mit Konfitüre oder Gurken- und Tomatenstückchen eignen sich prima als Knabbermahlzeiten. Auch Vollkornzwieback und einige Fruchtstückchen sind gute Zwischenmahlzeiten. Bei den „festen" Mahlzeiten bleiben Mama oder Papa besser bei ihrem Baby, auch wenn es das Essen inzwischen selbst zum Mund führen kann und so erste Erfahrungen mit dem „Selberessen" sammelt. Falls sich das Kind jedoch beim Knabbern verschluckt, braucht es die Hilfe der Eltern.

Für viele neun Monate alte Babys ist Getreide zu einem festen Bestandteil ihres Speisezettels geworden. Sie genießen das Getreide in verschiedenen Formen: Das Baby knabbert Brot oder Cracker, im Früchtebrei sind Getreideflocken oder – wenn das Kind schon acht oder neun Monate alt ist – darf es vom ungesalzenen Reis oder den Nudeln probieren, die auf dem Familientisch landen. Nur eine Form von Getreide ist für den kleinen Magen des Babys noch nicht bekömmlich: Frischkornbrei aus Getreideschrot. Dieser ist noch zu schwer verdaulich. Besser eignen sich Flocken, die leicht vorgekocht werden. Flocken können auch gedämpft gekauft werden, sie können dann dem Brei direkt beigegeben werden.

Nun hat das Baby einen vielfältigen Speiseplan: Verschiedene Gemüse- und Fruchtsorten stehen darauf, vielleicht auch Fleisch und Getreide in allen Variationen. Rezepte für verschiedene Breie finden sich in Abschnitt 4.1.

Mahlzeiten sind Bausteine der Ernährung

Die einzelnen Mahlzeiten sind immer Bausteine der Tageskost und der Wochenkost. Einer einzelnen Mahlzeit muss deshalb keine übermäßige

---

Glutenfrei ist überflüssig

Vor einigen Jahren stand plötzlich auf jeder Breipackung „glutenfrei", und viele Eltern fragten sich, ob das etwas Neues sei, auf das sie achten müssten. Auch heute noch versuchen Eltern manchmal krampfhaft, ihr Kind bis zum ersten Geburtstag glutenfrei zu ernähren. Das ist für fast alle Babys absolut unnötig, ja aus Sicht der Zöliakieprävention sogar kontraproduktiv! Gluten ist ein Eiweiß, das in bestimmten Getreidesorten (Weizen, Roggen, Hafer) vorkommt. Es gibt Menschen, denen ein Enzym fehlt und die deshalb Gluten nicht verwerten können: Sie leiden an einer bestimmten Allergie, der Zöliakie (☞ 7.7). Essen diese Menschen glutenhaltige Nahrung, bekommen sie Bauchweh; Kinder gedeihen nicht und haben einen fettigen Stuhl. Die Krankheit verschlimmert sich, wenn das Baby Weizen, Roggen oder Hafer isst, bevor es sechs Monate alt ist. Im zweiten Lebenshalbjahr ist es jedoch sogar von Vorteil, wenn Kinder glutenhaltiges Getreide essen, denn in diesem Alter lässt sich die Krankheit wesentlich besser diagnostizieren als später. Schwedische Forscher haben zudem herausgefunden, dass das Risiko, an Zöliakie zu erkranken, sinkt, wenn das Baby während der Gluteneinführung noch gestillt wird und anfangs nur kleine Mengen Gluten erhält (📖 35). Da es für ein Baby ohnehin nicht gut ist, Getreide – oder überhaupt Brei – zu bekommen, bevor es ein halbes Jahr alt ist, kann dem Kind von Anfang an jede Getreidesorte aufgetischt werden. „Glutenfrei" können die meisten Eltern somit aus ihrem Vokabular streichen.

3.4 Nahrungsaufbau – die ersten Breie

Bedeutung zugemessen werden. Neben der festen Kost trinkt ein Kind im ersten Jahr weiterhin Muttermilch oder Flaschenmilch. Babys sind „Säuglinge", Beikost ergänzt die Milch und nicht umgekehrt, auch wenn die Anzahl der Milchmahlzeiten gegen Ende des ersten Lebensjahres wahrscheinlich langsam abnimmt. Solange ein Kind nach Bedarf gestillt wird und daneben seinem Alter angepasste, ausgewogene Mahlzeiten angeboten bekommt, von denen es so viel essen darf, wie es will, besteht keine Gefahr, dass das Baby im ersten Jahr einen Mangel erleidet, auch wenn es mal eine Woche lang „nur von Brot lebt".

Was bisher noch nicht besprochen wurde, ist das Trinken. Natürlich trinken die meisten Babys zu den Mahlzeiten, vor allem, wenn diese eine Milchmahlzeit ersetzen. Sie trinken auch gerne zwischendurch etwas, insbesondere bei heißem Wetter. Abschnitt 3.5 befasst sich eingehend mit den geeigneten Getränken.

Ist das Baby einmal zehn Monate alt und hat sich schrittweise an feste Nahrung gewöhnt, isst es nach und nach immer häufiger auch am Familientisch mit: Karottensalat und Nudeln zum Mittagessen; Vollkornbrot mit Butter und wenig Käse zum Abendessen, dazu vielleicht einige Apfelschnitze. Außer den „verbotenen" Nahrungsmitteln (☞ 3.6) darf es jetzt alles essen. Die nächste Phase im Abenteuer „Essen lernen" ist eingeläutet.

Abwechslung und die Prägung des Geschmacks

Im ersten Lebensjahr ändern sich Vorlieben des Babys manchmal plötzlich. Was es gestern geliebt hat, mag es vielleicht heute nicht mehr und verweigert es. Trotzdem liebt ein Baby Konstanz und möchte nicht jeden Tag ein neues Gericht aufgetischt bekommen. Einen geliebten Brei sollten Eltern daher auf keinen Fall von heute auf morgen aus dem Angebot nehmen, sondern ihn lieber mit einem neuen Nahrungsmittel anreichern.

Hingegen ist es auch nicht der Weisheit letzter Schluss, ein halbes Jahr lang immer nur den gleichen Brei zu füttern. Der Geschmackssinn von Babys ist einer der am frühesten ausgebildeten Sinne und so lernen schon Ungeborene im Mutterleib erste Geschmacksnuancen der Kost ihrer Mutter kennen. Später schmeckt die Muttermilch unterschiedlich, je nachdem, was Mama gegessen hat. Der einheitliche Geschmack von Flaschenmilch ist deshalb ein gewichtiger Nachteil.

Bei soviel Prägung schon von Anfang an erstaunt es wohl niemanden, dass die erste feste Nahrung bei der Prägung des Geschmacks eine ganz besondere Rolle spielt. Je vielfältiger sich die Mutter ernährt, desto mehr Gerüche und Geschmäcker kennt das Baby bereits. Es ist jetzt eher bereit, Neues, das gar nicht so neu ist, kennenzulernen. Und je vielfältiger die Nahrung in den ersten Beikost-Monaten ist, desto vielfältiger wird wahrscheinlich der Speiseplan in späteren Jahren sein. Das heißt: Wenn das Baby feste Nahrung akzeptiert, gibt es jede Woche was Neues im Angebot. So lernt das Baby verschiedene Gemüse- und Obstsorten, den Geschmack von Fleisch und jenen von Brot, Nudeln und Kartoffeln kennen. Immer nur der gleiche Gläschenbrei fördert diese Vielfalt nicht. Denn dieser schmeckt eben auch immer gleich, selbst wenn er verschiedene Zutaten enthält.

Natürlich gibt es Kinder, die eine Breisorte über alles lieben und anderes ablehnen. Diese Kinder kann und soll man nicht zum Essen von anderer Nahrung zwingen. Aber anbieten kann man andere Nahrungsmittel schon häufig.

Später, wenn aus dem Baby ein am Familientisch mitessendes Kind geworden ist, lohnt es sich, trotz Nudelvorliebe immer wieder neue Speisen aufzutischen. Meist lässt sich das Kind überreden, zumindest davon zu probieren. Denn auch wenn das Kind schon etwas älter ist und Pommes, Pizza und Eis über alles liebt,

Eigenheiten des Geschmacks

- ❋ Geruchs- und Geschmackssinn gehören zu den am frühesten entwickelten Fähigkeiten des Menschen.
- ❋ Alle zehn Tage werden die Geschmacksrezeptoren auf der Zunge vollständig erneuert.
- ❋ Die Geschmacksempfindlichkeit nimmt mit dem Alter ab.
- ❋ Kinder, insbesondere ganz kleine Kinder, sind besonders geschmackssensibel.
- ❋ Geschmack und Geruch sind eng verbunden. Wer nicht riechen kann, schmeckt anders.

3 Erste Mahlzeiten fürs Baby; 7.–12. Monat

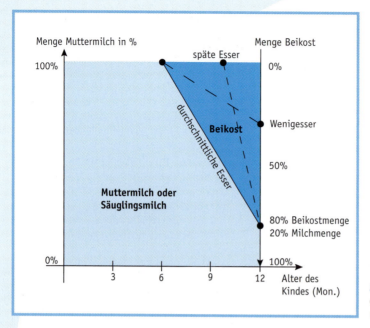

Abb. 3.2: Beikost ergänzt im ersten Lebensjahr die Muttermilch – nicht umgekehrt.

Gemüse und Obst aber permanent ablehnt, müssen die Eltern nicht befürchten, ihre Tochter oder ihr Sohn ernähre sich nun nur noch von diesen Nahrungsmitteln. Ernährungsgewohnheiten lassen sich ein Leben lang ändern. Es braucht aber etwas Zeit, bis sich die Gewohnheiten ändern und neue Nahrungsmittel als bekannt (und geduldet bis geliebt) akzeptiert werden. Eine Untersuchung zeigt: Je häufiger Kinder eine ihnen unbekannte Frucht kosteten, desto lieber mochten sie diese schließlich.

Mamas Küche oder Fertigbrei

Die gute Nachricht gleich zu Beginn: Babys können sowohl mit gekauften als auch mit selbst zubereiteten Breien gesund aufwachsen. Beide haben ihren Vorteil und beide haben in der Ernährung des älteren Säuglings ihren Platz. Es gibt nicht unbedingt ein „entweder – oder", sondern ein „sowohl als auch" ist möglich!

Fertigbreie gibt es in Pulverform oder als Gläschen. Die Breie werden durch Hitze konserviert oder getrocknet, es sind also Konserven, allerdings meist ohne Konservierungsmittel. Doch Sterilisieren und Trocknen sind Prozesse, die ein Lebensmittel verändern und verteuern. Fertigbreie belasten deshalb das Familienbudget beträchtlich.

Viele Zutaten verderben den Brei

Es gibt aber einen ganz anderen Grund, warum Fertigbreie vor allem zu Beginn der Breizeit kritisch betrachtet werden müssen: Die meisten Fertigbreie enthalten gleich eine ganze Anzahl von Zutaten. Zwar gibt es seit kurzem eine Produktlinie, die sich „allergiearm" nennt und die höchstens vier Zutaten enthält. Aber vier ist eben auch mehr als eins. Es ist also schwierig, mit Fertigbreien immer nur ein neues Lebensmittel pro Woche einzuführen. Neben den Hauptzutaten, wie verschiedenen Gemüsesorten, enthalten Breie oft ernährungsphysiologisch unnötige, wenn auch unschädliche Zutaten wie Bindemittel, Hefeextrakt, Reisschleim oder sogar Kochsalz. Bevor ein solcher Brei im Einkaufswagen landet, lesen Eltern besser die Zutatenliste durch.

Trotz vieler Zutaten schmecken die industriell hergestellten Breie immer gleich. Bereitet hingegen Papa den Brei zu, enthält er mal etwas mehr Karotten oder Fenchel oder dem Obstbrei wird eine neue Fruchtsorte beigemischt. Auf jeden Fall lernt das Kind das kennen, was in der westlichen Welt und insbesondere in der entsprechenden Familie üblicherweise gegessen wird. Isst das Baby aber Fertigbrei, so werden seine Geschmacksknospen mit einem Einheitsgeschmack konfrontiert, den manchmal selbst Erwachsene trotz fantasievoller Namen der

Produkte keinem bekannten Geschmack zuordnen können. Das Kind wird im zarten Alter auf standardisierten Industriegeschmack programmiert. Die Chance, dass es später Fertiggerichte besonders mag, stehen gut. Und das wollen wohl die wenigsten Eltern.

Verena steht händeringend vor dem Regal mit den Instantbreien. Für den Urlaub möchte sie einen Brei in Pulverform für ihre acht Monate alte Lina kaufen. Da in ihrer Familie Allergien vorkommen, hat sich Verena zum Ziel gesetzt, Lina bis zum ersten Geburtstag absolut kuhmilchfrei zu ernähren. Sie muss aber sehr lange suchen, bis sie einen Brei findet, der kein Magermilchpulver enthält.

Hersteller werben damit, dass ihre Breie aus biologischen Zutaten hergestellt werden und auf Schadstoffe geprüft sind. Sie sollen „sicherer" sein als selbst hergestellte Breie, da Babybreie strengen Kontrollen und Grenzwerten unterliegen. Doch Grenzwerte sind dehnbare Begriffe. Vor einigen Jahren machten Babybreie in Gläschen Schlagzeilen: Der Grenzwert für das Holzschutzmittel Lindan war in Deutschland, Österreich und der Schweiz bis zu zehnmal überschritten. Diese Gläschen waren in Spanien gefertigt und sollten in Deutschland verkauft werden. In Spanien und Portugal wäre der Grenzwert für Lindan nicht überschritten gewesen, da er dort höher angesetzt ist. Dies zeigt, wie grotesk die Auslegung der Grenzwerte ist. In der Werbung werden die niedrigen Schadstoffwerte der Gläschenbreie gelobt, bei Problemen erklärten die Hersteller, dass die hiesigen Grenzwerte einfach sehr streng seien.

Trotzdem möchten natürlich alle Eltern ihre Kinder so schadstoffarm wie möglich ernähren. Gemüse aus dem eigenen Garten oder aus kontrolliert biologischem Anbau genügt diesem Anspruch meistens. Obwohl es keine Garantie gibt, dass keine Schadstoffe in Gemüse und Früchten sind – beim heutigen Ausmaß der Umweltverschmutzung ist eine solche Garantie gar nicht möglich – weisen Produkte aus biologischem Anbau meist eine niedrigere Schadstoffbelastung auf als solche aus konventionellem Anbau.

Hersteller von Fertigbreien behaupten zudem, dass ihre Mahlzeiten optimal zusammengesetzt seien. Sie sind teilweise mit Vitaminen, vor allem Vitamin C, angereichert. Durch die sofortige Verarbeitung von Gemüse und Früchten direkt ab Feld in die Küche gehen sehr wenige Vitamine verloren. Es ist unnötig, einem Baby neben seiner Nahrung zusätzliche Vitamine zu geben.

Der große Vorteil von Fertigmahlzeiten besteht in der schnellen Zubereitung und Bequemlichkeit: Gläschen im Wasserbad erwärmen, öffnen, fertig. Oder Wasser aufkochen, den Instantbrei anrühren, fertig. Damit ist auch das Einsatzgebiet von gekauften Breien aufgezeigt: Muss es einmal ganz schnell gehen oder sind Eltern und Baby unterwegs und können nicht kochen, dann sind Fertigbreie wirklich eine gute Alternative. Aber Achtung: Es gibt Kinder, die den ungewohnten Geruch und Geschmack eines Fertigbreis ablehnen, wenn sie zu Hause selbst zubereitete Breie bekommen.

Selbst zubereitete Breie für den Alltag

Für den Alltag sind selbst zubereitete Breie ideal. Eltern können ihr Kind ohne vorgefertigte Mahlzeiten gesund ernähren. Natürlich ist es wichtig, frische Zutaten zu verwenden und diese sofort zu Brei zu kochen. Aber die meisten Eltern, die Babybreie selbst herstellen, scheuen keinen Aufwand und tun genau dies.

Wenn Eltern die Breie selbst zubereiten, haben sie es in der Hand, was auf dem Teller des Babys landet. Das ist ein gutes Gefühl. Sie können auf die Vorlieben ihres Lieblings eingehen, den Brei feiner oder weniger fein pürieren, flüssiger oder fester zubereiten. Die Gewohnheiten der Familie nehmen Einfluss auf den Brei. Zwar kochen Eltern am Anfang häufig extra fürs Baby, was einen Zusatzaufwand bedeutet. Doch das Kind bekommt nicht über Monate Extrakost, sondern isst recht bald am Familientisch mit.

Ist das Baby ein regelmäßiger Breiesser, können Eltern größere Mengen herstellen und den Brei in Portionen einfrieren. Ein Gläschen selbst hergestellter Brei aus der Gefriertruhe lässt sich genauso gut mitnehmen und im Wasserbad erwärmen wie ein Fertigbrei-Gläschen aus der Fabrik. Und noch was: Breie für das Baby selbst herzustellen macht Spaß und spart viel Geld!

Fingerfood

Es gibt Kinder, die keinen Brei mögen. Das Baby zeigt zwar viele Anzeichen, dass es bereit ist für feste Nahrung, doch bieten ihm dann die Eltern

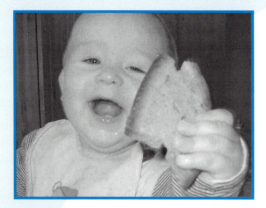

einen Brei an, will es davon nicht essen. Vielleicht denken die Eltern deshalb, das Kleine sei eben doch noch nicht bereit für feste Kost, und das Kind wird weiterhin voll gestillt. Doch auch eine und zwei Wochen später lehnt das Baby den Brei ab. Dafür greift es immer wieder nach dem Essen von Mama und Papa. Die Eltern sind verwirrt und wissen nicht, was sie tun sollen. Vielleicht löst sich das Rätsel von selbst, indem das Baby bei einer Mahlzeit mit der Familie am Tisch sitzt und ein Stückchen gekochte Karotte erwischt. Dieses schiebt es in den Mund und isst es mit Vergnügen.

Hannah zeigte so viele Anzeichen, dass sie jetzt essen wollte, dass es sogar wildfremden Menschen auffiel. Aß die Mutter ein Stück Brot, so folgten ihre Augen jeder Bewegung von Mama, Hannah ruderte mit den Armen und begann zu kauen. Boten die Eltern ihr aber Brei an, öffnete sie zwar bereitwillig den Mund, würgte aber und wollte nachher nicht weiteressen. Erst als sie ganze gekochte Karottenstückchen bekam, begann sie mit Hingabe zu essen. Bald knabberte sie auch an Apfelspalten und Reiswaffeln und saugte Mandarinen aus. ■

Es gibt viele Kinder wie Hannah. Allein schon die Tatsache, dass immer wieder zu lesen ist, Eltern sollten bei den ersten Mahlzeiten geduldig mit ihren Kindern sein, das Baby müsse sich zuerst an den Brei gewöhnen und lehne diesen vielleicht bei den ersten Versuchen ab, zeigt, dass Brei nicht die erste Wahl für alle Babys ist. Will das Kind den Brei partout nicht essen, ist es entweder noch nicht bereit für feste Nahrung oder es mag Brei nicht! Man hört hingegen selten von Kindern, die ein Brötchen oder eine Reiswaffel ablehnen. Es gibt kaum ein Baby, das nicht gerne knabbert.

Bei Familie Bühler hat keines der drei Kinder für längere Zeit Brei gegessen. Lara, die Älteste, war noch die „beste" Breiesserin. Karottenbrei fand sie ganz in Ordnung, Vollkorn-Früchtebrei mochte sie schon weniger. Gegen Schluss ihrer Breizeit sah eine Mahlzeit so aus, dass Papa sie ablenkte, während Mama ihr den Brei in den Mund schaufelte. Nach einer Woche wurde den Eltern klar, dass es ziemlich sinnlos ist, ihre Tochter so zu ernähren. Dies war das Ende von Laras Breizeit. Felix, der Zweitgeborene, hat wohl kaum mehr als zehn Breie gegessen, so wenig mochte er diese Form festen Essens. Dafür liebte er Banane und Apfelspalten, die er direkt in die Hand bekam. Und Paul, der Jüngste, hat hin und wieder einen Bananenbrei, später mit Apfelmus gemischt, gegessen. Aber meist hat er den Kopf weggedreht, wenn ihm Mama das Mus anbot. Dafür hat er mit neun Monaten die (schwach gesalzenen) Bratkartoffeln geliebt, die der Rest der Familie aß. ■

Fingerfood, also Essen, das mit den Fingern in den Mund gesteckt werden kann, mögen die meisten Babys. Denn nichts ist angenehmer, als

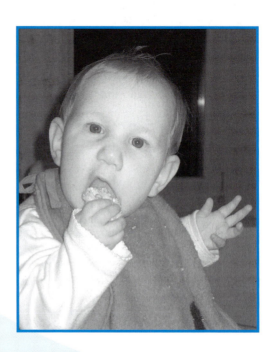

3.4 Nahrungsaufbau – die ersten Breie

Essen mit den Händen zu „begreifen". Deshalb greifen Babys auch gerne in den Brei, nur mögen dies die meisten Eltern wegen der Schmiererei nicht besonders. Knabbereien können Babys mit allen Sinnen erfasst, ohne nachher ein Vollbad zu benötigen. Ein Zwieback gibt einen Ton von sich, wenn er zerbrochen wird, es ist ein himmlisches Gefühl, ihn zwischen den Fingern zu zerbröseln. Brot ist krümelig, Banane schmierig und Gurke hart. Essen ist eine Sinneserfahrung, und Entdecken fördert die Entwicklung des Babys. Wenn Kinder nicht essen wollen, kann das auch damit zusammenhängen, dass ihnen das sinnliche Zusammenspiel zwischen Geschmackserfahrung und „-begreifen" fehlt.

Ein Kind, das keinen Brei isst, wirft zwar die weit verbreitete Vorstellung von einem „normalen" Kind über den Haufen. Doch der Umgang mit Fingerfood-Kindern ist ganz praktisch. Eltern müssen nicht in aufwändiger Kleinarbeit einen Brei zubereiten, Knabbereien lassen sich problemlos mitnehmen und fast überall essen. Bekommt das Baby seine erste Mahlzeit erst mit sechs Monaten, kann es gesund ernährt aufwachsen, ohne einen einzigen „richtigen" Brei gegessen zu haben.

Es gibt sogar Eltern, die bewusst auf Brei verzichten. Nicht wenige Eltern kochen zwar für ihr erstes Kind Brei, doch es isst trotzdem bald gerne am Tisch mit. Für das nächste Kind wird dann nur noch selten ein Brei zubereitet. Doch Achtung: Es gibt auch Kinder, die Brei lieben und sich das Kauen für später aufheben.

Gian-Luca mochte Brei nicht besonders. Bald aß er am Tisch mit und seine Mutter Maya freute sich, dass sie nicht extra für den Kleinen kochen musste. Als ihr zweiter Sohn Alexander ein halbes Jahr alt war, bot sie ihm gleich geeignete Nahrung vom Familientisch an. Alexander jedoch wollte davon nicht essen, auch eine, zwei, drei und vier Wochen später nicht. Erst als Maya für Alexander einen Brei zubereitete, begann der Kleine zu essen. Er liebte Brei, bis er wesentlich älter als ein Jahr alt war.

Adaptierte Familienkost

Für viele ist es unvorstellbar, dass ein kleines Baby vom Familientisch etwas mitessen kann. Denn der Übergang von der Brust zur Familienkost soll ja ein langsamer sein. Doch im Grunde genommen bekommt ein Familienkost-Kind dasselbe, was ein Baby als Brei erhält – nur eben in anderer Form. Salz und Zucker sind auch für diese Kinder nicht geeignet, deshalb ist es von Vorteil, wenn die Familien-Mahlzeit erst am Tisch gewürzt wird. Ein halbjähriges Kind isst gerne weich gekochte Gemüsestückchen, die es sich selbst mit der Hand in den Mund stecken kann. Etwas Rapsöl über das Gemüse geträufelt garantiert, dass das β-Karotin aus Karotten oder Kürbis aufgenommen wird.

Auch ein Stück Banane muss nicht unbedingt fein zerdrückt werden, sondern kann dem Baby ebenso gut in die Hand gegeben werden. Viele Kinder lieben auch eine geschälte Apfelspalte. Bald ist das Kind alt genug, an Reiswaffeln zu lutschen und zu knabbern, später auch an Brotrinde. Als Mittagsmahl für ein acht Monate altes Kind eignen sich beispielsweise Vollkornnudeln mit Apfelmus.

Eltern fürchten manchmal, dass ihr Kind noch zu wenig kauen kann und schlecht gekaute Kost schwer verdaulich ist. In der Tat findet sich manchmal ein ganzes Gemüsestückchen in der Windel wieder. Doch das ist nicht so tragisch.

Das Baby ist ja nicht mehr ganz klein, wenn es zu essen beginnt. Wenn es wirklich bereit ist für neue Nahrung, ist es auch fähig, Kaubewegungen auszuführen. Weiche Lebensmittel, die sich als Fingerfood eignen, kann es mit dem Gaumen fein zerdrücken. Reiswaffeln dreht es so lange im Mund, bis sie weich sind. Natürlich kann das Baby nicht sofort alles verdauen und alle Nähr-

Knabbereien fürs Baby

Nicht nur Kinder, die keinen Brei mögen, knabbern gerne. Auch die anderen mögen es, hin und wieder etwas Essbares in die Hand gedrückt zu bekommen. Alle Babys lieben Fingerfood. Sobald die ersten Hürden des Zufütterns genommen sind und das Baby mindestens acht Monate alt ist, eignen sich Zwischenmahlzeiten ausgezeichnet dazu, das Baby mit einer weiteren Form des Essens bekannt zu machen. Dies kann sehr unkompliziert geschehen: Eine Birnenspalte als kleine Zwischenmahlzeit oder ein Brötchen, während Mutter und Kind vor der Kasse im Einkaufszentrum Schlange stehen. Oder ein Vollkornkeks beim Besuch bei der Tante. (Weitere Knabbereien ☞ 4.3)

3 Erste Mahlzeiten fürs Baby; 7.–12. Monat

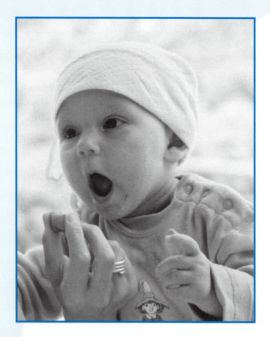

Eigenheit problemlos eingehen. Wenn ein Baby keinen Brei mag, können Eltern sich die Arbeit sparen, welchen zuzubereiten. Auch ihr Kind wächst gesund ernährt auf, wenn sie einige wenige Grundregeln des Essen-Lernens beachten. Die Breizeit ist dann eben eine Knabberzeit.

„Alternative" Beikost

Das Wort „alternative" Beikost lässt ein verschwommenes Bild vor dem inneren Auge entstehen. Zum Beispiel von Müttern, die in selbst gestrickten Pullovern dasitzen und ihren Kindern Brei aus Biogemüse herstellen und jegliches Fleisch verweigern. Von Eltern, die in jedem zweiten Satz ihren „Ernährungspapst" erwähnen.

Natürlich gibt es spezielle Ernährungslehren, die haargenau vorschreiben, was für ein Kind gut und was schlecht ist. Es gibt Theorien, die teilweise erheblich von gesicherten Erkenntnissen der Wissenschaft abweichen und trotzdem vehement vertreten werden. Kinder, die nach solch

stoffe aufnehmen. Doch auch dies schadet dem Kind nicht. Da es zudem gestillt wird oder seine Säuglingsmilch bekommt, besteht keine Gefahr, dass es einen Mangel erleidet.

sturen Lehren ernährt werden, können wirklich Schaden erleiden. So ist in Deutschland vor einigen Jahren ein Kind gestorben, dessen Eltern sich und das Kind streng vegan ernährten. Das Kind wog mit knapp anderthalb Jahren gerade mal vier Kilogramm (www.neue-westfaelische.de, 9.7.2004). Von solchen extremen Ernährungsformen ist hier nicht die Rede.

Eine Gruppe Frauen geht zusammen ins Restaurant. Endlich wieder einmal ein Frauenabend! Während alle auf ihr Essen warten, quengelt die kleine Amelie ganz furchtbar. Für das neun Monate alte Baby ist das Warten zu lang. Heidi, selbst Mutter von fünf Kindern, holt aus ihrer Tasche ein Stückchen hartes Brot hervor. Sofort knabbert Amelie daran. Kein Laut ist jetzt mehr zu hören. „Ich habe immer etwas hartes Brot dabei, für den Fall, dass mein Kleinster und ich irgendwo warten müssen", sagt Heidi und lacht. ■

Jedes Kind hat seinen eigenen Charakter, und dieser zeigt sich auch beim Essen. Eltern, die auf ihr Baby „hören", können auf diese

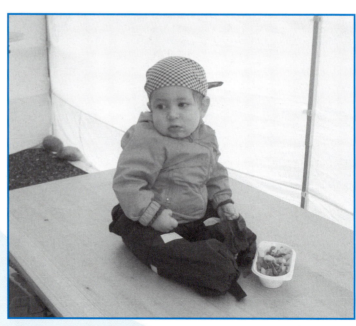

3.4 Nahrungsaufbau – die ersten Breie

Wichtige Ernährungsgrundsätze

- **Fleisch** ist ein wertvolles Nahrungsmittel, aber für eine gesunde Ernährung nicht unbedingt notwendig. Kinder, die sich vegetarisch ernähren, jedoch Milchprodukte (oder Muttermilch) bekommen und eventuell Eier essen, können ohne Mangelerscheinungen aufwachsen.
- **Vegane Ernährung:** Es ist sehr schwierig, Kinder vegan (ohne jegliche tierische Produkte, also auch ohne Milch, Eier und Fisch) gesund zu ernähren. Vor allem Vitamin B_{12} kann knapp werden. Dieses Vitamin kommt in tierischen Lebensmitteln in ausreichender Menge vor. Gemüse und Früchte und auch Sauerkraut enthalten nur kleinste Mengen davon. Auch Muttermilch enthält genügend Vitamin B_{12}, es sei denn, die Mutter ernährt sich seit Jahren vegan und ihre eigenen Speicher sind leer. Dann ist das Kind gefährdet, schon im Bauch und später als Stillkind unter einem gefährlichen B_{12}-Mangel zu leiden. Eine Folge dieses Mangels sind Blutarmut und ernsthafte Entwicklungsstörungen – vor allem die Hirnentwicklung kann unwiderruflich Schaden nehmen. Die meisten Ernährungswissenschaftler befürchten bei veganer Kost für Kleinkinder zudem eine gefährliche Unterversorgung mit weiteren Nährstoffen: Proteinen, Vitamin D, Kalzium, Eisen und Jod werden häufig in zu kleinen Mengen aufgenommen. Vegane Ernährung (von Kindern) ist nur mit Vitamin- und Mineralstoffpräparaten möglich. Eltern, die ihre Kinder trotzdem vegan ernähren möchten, tun zudem gut daran, sich genau in diese Ernährungsform einzulesen und regelmäßig mit einem Arzt zu prüfen, ob ihr Kind an Mangelerscheinungen leidet.
- **Proteine (Eiweiße) in Maßen:** Auch wenn vegane Ernährung für Kinder sehr schwierig zu realisieren und nicht zu empfehlen ist, bedeutet das nicht, dass Kinder massenhaft Fleisch, Milch und Eier essen sollten. Die Bedeutung dieser Produkte wird in der westlichen Welt gerne überschätzt; Kinder und Erwachsene essen häufig zu viel davon. Der hohe Konsum von Proteinen, vor allem von tierischen, schlägt sich negativ nieder. Erst kürzlich zeigten deutsche Wissenschafter, dass die hohe Aufnahme tierischer (Milch-)Proteine während der Beikostphase mit einem erhöhten Übergewichtsrisiko bei Siebenjährigen einhergeht (16). Beim Abbau überflüssigen Proteins entsteht zudem giftiger Harnstoff, der über die Nieren abgebaut werden muss. Ein hoher Eiweißkonsum mit der Beikost belastet deshalb die Nieren eines Kindes, insbesondere auch bei kleinen Kindern, deren Körper sich gerade mit den ersten Mahlzeiten auseinandersetzt.
- **Frischkornmüsli und Frischkornbrei** sind für ein Baby schwer zu verdauen. Bevor das Kind zehn oder besser zwölf Monate alt ist, haben sie in der Ernährung nichts zu suchen. Das Getreide darf keinesfalls längere Zeit bei Zimmertemperatur eingeweicht werden, da sich sonst krank machende Bakterien rasant vermehren und das gesunde Müsli verderben können. Ein Brechdurchfall ist für ein kleines Kind immer eine schwere Erkrankung, da es schwierig ist, ihm genügend Flüssigkeit zuzuführen. Eingeweichtes Getreide gehört in den Kühlschrank und muss vor dem Essen gekocht werden.
- **Rohmilch** ist für Säuglinge tabu. Kinder unter einem Jahr bekommen ohnehin keine (unverdünnte) Kuhmilch. Doch auch später ist Rohmilch nicht unbedenklich. Immer wieder kommt es zu Salmonellenvergiftungen, die kleine Kinder schwer belasten. Im schlimmsten Fall kann eine solche Vergiftung sogar tödlich sein! Kommt bei einem größeren Kind Rohmilch in den Brei, ist das kein Problem, da sie mit dem Brei gekocht wird und dabei die Keime abgetötet werden. Bekommt das ältere Kind Frischmilch, so lohnt es sich, diese vor dem Konsum abzukochen.

Doch eigentlich heißt das Wort „alternativ" einfach, dass zwischen zwei oder mehreren Dingen ausgewählt werden kann. „Alternative Beikost" bedeutet demnach, dass Eltern zwischen verschiedenen Ernährungsmöglichkeiten für ihr Kind auswählen. In diesem Sinn ist „alternative Beikost" doch durchaus eine positive Perspektive, oder?

Es sprengt den Rahmen dieses Buches, die verschiedensten „alternativen" Ernährungsformen zu beschreiben und zu bewerten, zumal jedes Jahr neue Theorien in Mode kommen. Deshalb seien nur die wichtigsten Punkte aufgezählt, die bei der Einführung von Beikost zu beachten sind. Werden diese Grundsätze erfüllt, ist es gleich, welche Alternative die Eltern wählen.

Wenn sich Eltern an die wichtigsten Grundsätze einer gesunden und unbedenklichen Ernährung halten, stehen ihnen unzählige Möglichkeiten offen, ihr Baby gut zu ernähren – gerade in unserer Gesellschaft des Überflusses. Weder ist vorgefertigter Brei in Gläschen oder Pulverform die einzige Möglichkeit, das Kind gesund zu ernähren, noch wächst ein Kind nur dann ohne Schaden heran, wenn sich Eltern haargenau an gewisse Ernährungsregeln halten. Ein Fertigbrei schadet dem Kind ebenso wenig wie fleischlose Ernährung. Und auch Kinder, die ohne Brei groß werden, wachsen gesund auf.

In diesem Sinne ist „alternative" Beikost eine ganz gute Bezeichnung: Die Eltern haben die Möglichkeit, zwischen verschiedenen Lebensmitteln für ihr Kind zu wählen.

3.5 Geeignete Getränke

Ein Baby, das beginnt, feste Mahlzeiten zu essen, muss oder kann natürlich auch etwas trinken. Es ist aber nicht so, dass ein Kind gleich einen Becher Tee braucht, wenn es zwei Löffel Karottenbrei gegessen hat. Am Anfang der Breizeit, wenn das Kind nur wenig isst und seinen Nahrungsbedarf noch fast ausschließlich mit Muttermilch deckt, ist das Trinken freiwillig. Das Baby nimmt mit der Milch genügend Flüssigkeit auf, und der Karottenbrei selbst enthält ebenfalls Flüssigkeit.

Doch wenn Brei nach und nach eine Stillmahlzeit ersetzt, dann braucht das Baby zusätzliche Flüssigkeit. Das einfachste Getränk für ein Kind ist Wasser. Am besten direkt aus der Leitung. Oder, wenn dieses zu viel Nitrat enthält, stilles Mineralwasser aus dem Getränkemarkt. Da Babys nichts anderes kennen – außer Muttermilch bzw. Flaschenmilch natürlich – mögen sie diese Flüssigkeit ohne Geschmack ganz gerne. Für Eltern ist es eine einfache und billige Lösung, welche die Kinder nicht von Anfang an auf Süßgetränke prägt.

Eine Alternative zu Wasser ist ungesüßter Kräutertee (Kamille, Lindenblüten, Fenchel, Hagebutte, Melisse). Teekräuter sind aber häufig auch Heilkräuter, die nicht in beliebiger Menge genossen werden sollten. Erstens behindert jeder Tee die Eisenaufnahme aus pflanzlicher Kost und zweitens gibt es Kinder, die quengelig werden, wenn sie große Mengen Kamillentee trinken. Wenn Eltern den Verdacht haben, ihr Kind reagiere in irgendeiner Weise auf große Mengen Tee, können sie etwas anderes zum Trinken anbieten.

Gute Getränke sind auch verdünnte Säfte. Aber Achtung: Apfel- oder Orangensaft enthalten zwar viele Vitamine, insbesondere Vitamin C, aber auch viel Zucker. Deshalb sollte man sie unbedingt im Verhältnis von mindestens 1:2 mit Wasser verdünnen. Es ist zudem wenig ratsam, das Kind den ganzen Tag aus einer Nuckelflasche Saft trinken zu lassen, da dies den Appetit verdirbt. Es gibt Kinder, die sich weigern zu essen, weil sie einfach keinen Hunger haben. Sie decken ihren gesamten zusätzlichen Kalorienbedarf mit Saft.

Nicht geeignet als Getränk ist Kindertee. Dieser ist meist gesüßt. Auch wenn groß „ohne Kristallzucker" auf der Packung steht, heißt das noch lange nicht, dass der Tee nicht Maltose oder Dextrine enthält. Dies sind Mehrfachzucker, die zwar weniger süß sind und keine Karies verursachen, aber dennoch unnötige und wertlose Kalorien liefern. Ganz abzuraten ist von den so genannten „zuckerfreien" Babytees, da sie zum Süßen oft Eiweißbruchstücke enthalten. Proteine aber können bei Säuglingen Allergien auslösen. Kindertee ist zudem teuer. Da sind Eltern mit Teebeuteln besser beraten und brühen den Tee selbst auf oder – noch besser – sie bieten gleich Wasser an.

Ebenfalls völlig ungeeignet ist Limonade. Sie enthält sehr viel Zucker; in einem Glas Limo befinden sich bis zu acht Stück Würfelzucker. Der Zucker schadet den Zähnen, auch jenen, die noch gar nicht zu sehen sind. Die „leeren" Kalorien sättigen das Baby, ohne es mit wichtigen Nährstoffen zu versorgen.

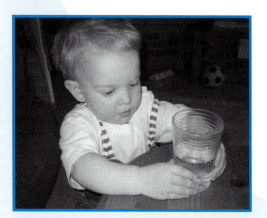

Eine Trinkalternative erfand Carmen. Sie gewöhnte ihre halbjährige Tochter Luisa an den

3.6 Verbotene Lebensmittel im ersten Lebensjahr

Nuckelflaschen

Zahnärzte schlagen seit einigen Jahren Alarm: Immer mehr Kleinkinder kommen mit rabenschwarzen, zerfressenen Milchzähnen in ihre Praxis. Bereits ein Drittel aller Dreijährigen leidet unter frühkindlicher Karies. Hauptursache dafür ist der Konsum gezuckerter Getränke aus der Nuckelflasche. Sie ist zum Schnuller geworden, bietet Trost und Ablenkung, hilft bei Frust und Langeweile. Den ganzen Tag lang umspült das Kind seine Zähne mit Flüssigkeit. Zuckerhaltige Getränke schädigen die ersten Zähne, selbst wenn sie noch nicht durchgebrochen sind. Auch verdünnte Fruchtsäfte schädigen die Zähne und gehören nicht in die Nuckelflasche. Und selbst wenn die Flasche nur mit Wasser gefüllt ist, schadet das dem Kind. Erstens trinkt es sehr viel und hat dann kaum noch Hunger und gedeiht im schlimmsten Fall schlecht. Zweitens wird der Speichel so verdünnt, dass er Säure nicht mehr abpuffern kann. Ist der Zahnschmelz schon vorgeschädigt, führt auch kohlensäurehaltiges Mineralwasser zu Löchern in den Zähnen. Das Beste ist, die Nuckelflasche wegzuwerfen (oder gar nicht erst anzuschaffen) und das Kind früh aus dem Becher trinken zu lassen.

Becher, indem sie ein wenig Muttermilch mit viel Wasser mischte. Diese Mischung mag Luisa. Zu ihrem Bananenbrei trinkt sie immer einen kleinen Becher davon. ∎

Becher statt Flasche

Eine Flasche als Trinkgefäß kam in den bisherigen Ausführungen nicht vor – und das aus gutem Grund. Natürlich schadet es keinem Baby, wenn es im Alter von einem halben Jahr oder älter eine Flasche bekommt. Die Gefahr einer Saugverwirrung, die sehr kleinen Säuglingen das Stillen erschweren kann, ist in diesem Alter nicht mehr sehr groß.

Doch ganz ungefährlich sind Babyflaschen nicht. Ins Gerede kam kürzlich Bisphenol A, der Weichmacher aus dem Kunststoff, aus dem die meisten Flaschen gefertigt sind. Bisphenol löst sich in kleinen Mengen aus dem Kunststoff und gelangt in die Getränke. Der Stoff bringt das Hormonsystem der Kleinsten durcheinander. In Tierversuchen blockierte er sogar die Hirnentwicklung. Kein Stoff, den sich Eltern in der Nahrung ihrer Kinder wünschen. In Kanada wurden deshalb solche Flaschen vom Gesundheits- und Umweltministerium verboten. Sport- und Campingflaschen aus Alu sind grundsätzlich eine gute Trinkalternative. Sie lassen sich gut verschließen und mitnehmen. Doch auch diese Flaschen eignen sich vor allem für unterwegs und nicht als Dauer-Nuckel-Flaschen.

Ein Baby, das bereit ist zu essen, kann meist schon aus einer (Schnabel-)Tasse trinken. Es ist geradezu eine der Voraussetzungen für den Breistart, dass das Baby eine Tasse an den Mund führt. Das Kind lernt schnell, mit einem Becher umzugehen. Die Schnabeltasse kann diesen Übergang erleichtern.

Eine andere Möglichkeit, dem etwas größeren Säugling den Umgang mit Tasse und Becher zu lehren, ist es, ihm kleine, unzerbrechliche Gefäße als Trinkgefäße anzubieten. Eierbecher oder kleine Espresso-Tassen eignen sich hierfür ausgezeichnet. Daraus können Babys oft recht schnell selbst trinken, ohne viel zu verschütten.

Spätestens im Alter von einem Jahr gelingt es den meisten Babys, die den Umgang mit einer Tasse üben durften, problemlos, aus einem gewöhnlichen Becher zu trinken.

3.6 Verbotene Lebensmittel im ersten Lebensjahr

Im Alter von etwa neun Monaten darf ein kleines Kind fast alle Lebensmittel essen. Das heißt aber nicht, dass es alle erlaubten Nahrungsmittel essen muss. Die meisten Kinder werden nur eine Auswahl an möglichen Speisen kennen und lieben. Welche das sind, variiert von Familie zu Familie.

Doch es gibt einige Lebensmittel, die im ganzen ersten Jahr verboten sind. Sie stammen aus ganz verschiedenen Nahrungsmittel-Kategorien und es gibt unterschiedliche Gründe, weshalb sie noch nicht auf Babys Speiseplan gehören und auf der „roten Liste" erscheinen.

Die Tabelle auf Seite 32 gilt **nur für Kinder ohne Allergien** oder solche, die **nicht allergiegefährdet** sind. Allergien und der Speiseplan von Allergiekindern werden in Abschnitt 7.6 ausführlich behandelt. Dort sind auch zusätzliche Nahrungsmittel aufgelistet, welche häufig

3 Erste Mahlzeiten fürs Baby; 7.–12. Monat

Im ersten Lebensjahr verbotene Lebensmittel	Begründung
Quark	Enthält zu viel Eiweiß, das die Nieren belastet
Rohe Eier	Salmonellengefahr
Rohmilch	Salmonellengefahr
Salat	Können Babys noch nicht kauen
Hülsenfrüchte (Erbsen, Linsen, dicke Bohnen)	Können beim Baby zu Blähungen führen
Kaltgepresste Öle	Enthalten Peroxide und zu viele Schadstoffe, giftig für die Leber des Babys
Honig	Kann Botulismussporen enthalten, welche im unreifen Darm des Babys auskeimen. Dies führt zu einer Vergiftung, die tödlich enden kann. Botulismus wird als eine der Ursachen des plötzlichen Kindstodes diskutiert
Salz	Belastet die Nieren; ganz geringe Mengen, beispielsweise in Salzwasser gekochte Nudeln, sind für ein Baby von mindestens acht Monaten unbedenklich
Nüsse	Ganze Nüsse, insbesondere Erdnüsse, dem Kind erst mit drei Jahren geben. Es besteht Erstickungsgefahr, wenn eine Nuss in die Luftröhre gerät
Alkohol	Für Kinder giftig
Künstliche Süßstoffe	Die unschädliche Menge ist insbesondere bei Kleinkindern schnell überschritten
Scharfe Gewürze	Werden vom Baby schlecht vertragen

Tab. 3.3: Im ersten Lebensjahr verbotene Lebensmittel. (Diese Tabelle finden Sie auch ➤ online.)

eine Allergie auslösen und deshalb von allergiegefährdeten Kindern besser gemieden werden.

Es ist vielleicht nicht immer einfach, ein kleines Kind davon zu überzeugen, dass es noch nicht alle Nahrungsmittel bekommt, die auf dem Tisch stehen. Gerade wenn ein Kind schon sehr viel isst und auch gerne am Familientisch sitzt, kann es vielleicht nicht verstehen, wieso es nicht auch vom Honig bekommt, den der Bruder aufs Brot schmiert. Vielleicht akzeptiert es ja Konfitüre als Alternative – und vielleicht ist sogar der Bruder bereit, für zwei Monate den Honig durch Konfitüre zu ersetzen. Denn es wäre schade, dem Kind jetzt den Spaß am Essen zu verderben.

Kaltgepresste Öle – noch nichts fürs Baby

Ein Lebensmittel sei hier vertieft behandelt: die kaltgepressten Öle. Viele Eltern kaufen speziell für ihr Baby, das jetzt Brei isst, ein besonders gutes, kaltgepresstes Öl im Bioladen. Sie wollen ihm etwas Gutes tun, denn immer wieder heißt es, die kaltgepressten Öle seien den verarbeiteten vorzuziehen. Für die übrige Familie stimmt das auch. Doch bei der Verarbeitung der Öle werden auch Schadstoffe und Peroxide entfernt – und für das Baby ist dies entscheidend. Bioprodukte enthalten zwar weniger Schadstoffe, trotzdem sind gedämpfte Produkte vorzuziehen. Die Vorteile der unraffinierten Produkte werden durch die Nachteile der Aufnahme einer erhöhten Schadstoffmenge im ersten Lebensjahr nicht aufgewogen. Besonders vorteilhaft ist Rapsöl, denn es enthält ein ausgewogenes Verhältnis an Fettsäuren, insbesondere viel Omega-3-Fettsäuren, die auch in Fisch vorkommen und für den Körper, insbesondere auch für die Hirnentwicklung, besonders wertvoll sind.

Es gibt Öle, die warm gepresst, aber nicht mit Lösungsmittel extrahiert sind. Solche gedämpften Öle bekommen dem kleinen Kind besser. Wer Öle in Bioqualität bevorzugt, findet gedämpftes Bio-Sonnenblumenöl auf dem Markt; aus IP-Anbau oder konventionellem Anbau gibt es zudem gedämpfte Rapsöle. (Detaillierte Produkt- und Bezugsinformationen finden Sie ➤ online.)

Die Frage der Wahl des richtigen Öles ist zwar wichtig, sie darf aber nicht zur Glaubensfrage hochstilisiert werden. Immerhin geht es um eine kurze Zeitspanne von maximal einem halben Jahr und dem Brei wird nur eine kleine Menge Öl beigemischt. Für die Vitaminaufnahme entscheidend ist, dass überhaupt Öl in den Brei kommt, welches das ist, ist von untergeordneter Bedeutung.

3.7 Essen für Körper und Seele

Die ersten Mahlzeiten – und die Gefühle, die ein Baby dabei empfindet – beeinflussen das spätere Essverhalten eines Kindes entscheidend. Das Fundament einer gesunden Ernährung wird in den ersten beiden Lebensjahren und bei den ersten Mahlzeiten gelegt. Deshalb lohnt es sich, dieser Phase eine gewisse Aufmerksamkeit zu schenken. Das bedeutet nicht, sich stur an irgendwelche Ernährungspläne zu halten, um ja alles richtig zu machen. Und es bedeutet auch nicht, das Baby bei jedem Bissen mit Argusaugen zu beobachten. Es bedeutet vielmehr, aufs Baby zu „hören", viel Geduld aufzubringen und das Kind nie, wirklich nie, zum Essen zu zwingen. Gehen Eltern mit einer gesunden Ruhe und Gelassenheit in die Breizeit ihres Babys, können sie sich einiges an Mühe mit Essproblemen in der Zukunft ersparen.

Nahrungsaufnahme ist viel mehr als nur Zufuhr von Nährstoffen. Sie ist ein wiederkehrendes Ritual, das Zeit und Ruhe braucht. Essen hält im wahrsten Sinn des Wortes Leib und Seele zusammen.

Geduld, Gelassenheit und Ruhe sind die Schlüsselworte für Eltern in der Phase des Essen-Lernens.

Doch genau diese Gelassenheit ist in der konkreten Situation nicht immer einfach zu bewahren. Eltern haben ihre Vorstellungen, wie ein normales Baby „funktioniert". Sie werden mit verschiedensten Meinungen und Nahrungsplänen konfrontiert. Wenn das Baby sich dann nicht normgerecht verhält, sind manche Mütter und Väter tief verunsichert. Und sie werden vielleicht sogar etwas ungeduldig.

Emma war etwa sieben Monate alt und wollte manchmal kaum mehr als ein paar wenige Löffel von ihrem Brei essen. Dafür trank sie sich später an der Brust satt. Anfangs war das ihrer Mama noch gleichgültig. Doch je länger diese Brust-statt-Brei-Phase dauerte, desto ungeduldiger wurde die Mutter. Nach drei Wochen schrie sie ihr Baby an: „Iss deinen Brei! Ich will nicht immer mit dem Busen bereit stehen!" Mama fühlte sich eingeengt und machte sich trotz besseren Wissens Sorgen, dass ihre Tochter von Muttermilch alleine nicht mehr satt würde. Emma jedoch begriff den Gefühlsausbruch ihrer Mutter nicht. Sie schaute Mama verdutzt an. Dann begann sie zu weinen.

Das Thema Breistart ist schon ausführlich behandelt worden. Hier nur nochmals zur Erinnerung: Es gibt Kinder, die länger als ein halbes Jahr nur Muttermilch trinken wollen. Ob das den Eltern nun passt oder nicht: In dieser Situation ist es zwecklos, ein Baby zum Essen zwingen zu wollen. Das Einzige, was Eltern machen

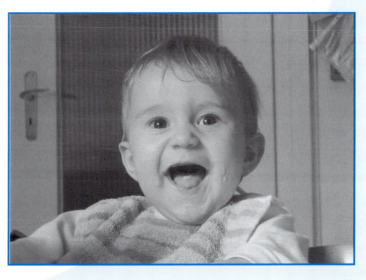

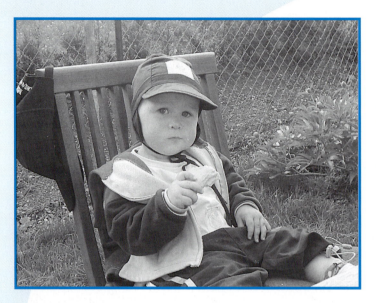

Babys sind kompetent

Eltern haben es in der Hand, dass sich ihr Kind gesund ernährt – auch ohne Druck und Zwang. Sie sind es, die bestimmen, was auf den Tisch kommt. Gerade in den ersten Essensmonaten ist ihr Einfluss nahezu unbegrenzt. Ob Karotte oder Banane, Reis oder Nudeln, sie bieten dem Kind seine Nahrung an. Natürlich braucht es manchmal Kompromisse. Wenn das Baby ein Nahrungsmittel absolut nicht mag, wird dieses besser weggelassen beziehungsweise durch ein anderes ersetzt. Doch durch die sorgfältige Auswahl der Nahrungsmittel stellen die Eltern sicher, dass sich ihr Kind gesund ernährt.

Wie viel ein Kind von den angebotenen Speisen essen möchte, darf es getrost selbst bestimmen. Babys sind kompetent und wissen, wie viel Nahrung sie brauchen, auch wenn es fast keine feste Nahrung ist. Nur wenn ein kleines Kind selbst über die Essensmenge bestimmen darf, lernt es seinen Appetit kennen. Stimmt das Nahrungsangebot (und dazu gehört auch Muttermilch), dann isst ein gesundes Kind genau so viel, wie es braucht. Eigentlich ist es grotesk: Zuerst sorgen sich die Eltern, weil das Baby zu wenig isst, und wenige Jahre später klagen alle darüber, dass es immer mehr übergewichtige Kinder gibt.

Übrigens gibt es Babys, die sich weigern, alleine zu essen. Dürfen sie aber am Familientisch sitzen und ihre Mahlzeiten gemeinsam mit Eltern und Geschwistern einnehmen, bekommen sie große Freude am Essen.

können und sollen, ist, dem Baby immer wieder (ungefähr einmal pro Woche) feste Nahrung anzubieten.

Es ist für Eltern von schlechten Essern eine große Belastung, wenn sie immer wieder lesen, dass ein Baby ab sechs Monaten unbedingt essen muss. Die Eisenvorräte seien aufgebraucht, es drohe ein Mangel an Kalzium, Vitamin D und vielem mehr, ist da zu lesen. Manchmal ist sogar zu hören, die Muttermilch verliere ihre positiven Eigenschaften, wenn das Kind älter als sechs Monate ist. Das ist schlichtweg Unsinn!

Was sollen Eltern machen, wenn ihr Kind nicht isst: Sollen sie ihm den Löffel in den Mund drücken? Es hungern lassen, bis es „weich wird"? Ablenken, damit es den Mund öffnet? Das alles sind denkbar schlechte Alternativen, die Essstörungen nach sich ziehen können.

Es gibt Kinder, die lange nicht essen wollen, oder über Monate hinweg nur sehr kleine Mengen essen. Da ist nichts zu machen! Eltern können sich nur an ein weiteres Schlüsselwort halten: Vertrauen! Sie dürfen ihrem gesunden Baby vertrauen, dass es weiß, in welchem Alter und wie viel es essen kann und will. Das Kind hat ein feines Gespür, was das Beste für es selbst ist.

Kinder beginnen mit fester Kost zu unterschiedlichen Zeitpunkten, und sie essen unterschiedlich große Mengen. Im Extremfall isst ein Baby mit zehn Monaten die doppelte Menge eines Altersgenossen.

„Selber essen"

Nun sorgen sich manche Eltern nicht nur wegen der kleinen Mengen, die ihr Kind isst, nein, sie sorgen sich auch um ihren Teppichboden. Wenn man einmal gesehen hat, wie ein Baby kleckern kann, ist diese Sorge durchaus verständlich.

3.7 Essen für Körper und Seele

Malin sitzt in ihrem Kinderstuhl, das Lätzchen umgebunden, den Löffel in der Hand. Vor ihr steht ein Teller mit Kartoffelstückchen und Apfelmus. Die Mutter sticht einen Kartoffelwürfel mit der Gabel auf und will ihn der Tochter in den Mund schieben. Doch Malin greift nach der Gabel. Sie will selbst essen. Sie versucht sogar, Kartoffeln selbst auf die Gabel aufzuspießen, was ihr zwischendurch auch gelingt. Als ihr das zu langsam geht, greift sie mit den Händen in den Teller und schaufelt mit beiden Händchen Kartoffeln und Apfelmus in den Mund. Die Hälfte davon landet am Boden, die andere verschmiert das Gesicht. Ein kleiner Teil der Mahlzeit findet den Weg zum Mund. Doch eigentlich ist das unwesentlich.

Dieser kleine Mensch macht eine wichtige Erfahrung, er „begreift", was Essen ist, er spürt seine Mahlzeit mit allen Sinnen.

Doch ganz ehrlich, bei allen Lätzchen und Plastikabdeckungen auf dem Boden, Eltern ertragen nicht alle Tage ein solches Schlachtfeld. Selbst wenn der Bodenbelag pflegeleicht ist, mag die Mutter vielleicht nicht jeden Tag feuchte Spaghetti mit Sauce aufwischen, den Boden aufnehmen, das Kind baden, sich selbst umziehen und Flecken auf den Kleidern behandeln. Manchmal wird eine Grenze erreicht und diese Grenze ist für jede Familie anders. Sie ist auch nicht jeden Tag am selben Ort gleich. Es gilt, diese individuelle Grenze ohne schlechtes Gewissen zu akzeptieren. Denn das Essen zu entdecken macht dem Baby keinen Spaß, wenn Mama mit zusammengekniffenem Mund danebensitzt.

Silvia erzählt, dass sie die Grenze bei jedem Kind etwas enger gesteckt hat – wohl aus Selbstschutz. Mit der kleinen Annika konnte sie noch in alten Kleidern auf dem Balkon sitzen. Die Kleine war nackt und durfte den Karottenbrei mit ihren Fingern entdecken. Hin und wieder landete ein Löffel im Mund des sieben Monate alten Mädchens. Es machte Silvia selbst Spaß, zu sehen, wie ihre Tochter Essen „begreift". Sie war nur für Annika verantwortlich und hatte viel Zeit, auch um nachher wieder sauber zu machen. Bei David, ihrem Jüngsten, war sie da schon wesentlich weniger großzügig. Natürlich durfte er auch mal entdecken, wie sich ein Bananenbrei anfühlt, aber nachher putzte ihm Silvia gleich die Finger.

Es gibt Tage, an denen das Kleine um jeden Preis selbst essen will. Da ist es ohne Ringkampf beinahe unmöglich, ihm einen Löffel Brei in den fest verschlossenen Mund zu drücken. Es wäre auch sinnlos. Dann ist es gut, wenn sein Essplatz so gestaltet ist, dass es ein bisschen kleckern darf: Am Boden unter dem Stuhl ist vielleicht ein großes Stück Plastik ausgebreitet. Der Kinderstuhl lässt sich leicht abwaschen und die Tischdecke bleibt für einige Monate im Schrank. Natürlich trägt das Baby nicht gerade sein schönstes Kleid, dafür ein großes Lätzchen. Teller und Becher sind aus bruchfestem Material und die Teller und Gläser der restlichen Tischgenossen weit weg vom kleinen Entdecker.

Robin gehörte zu den Kindern, die früh selber essen wollten. Er war mit einem Jahr ein ganz toller Esser, wollte aber das meiste selbst in den

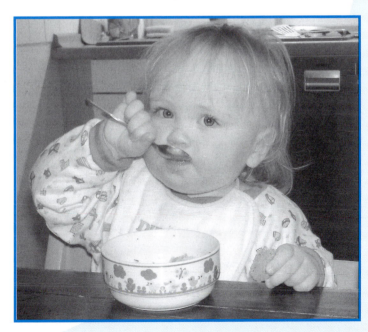

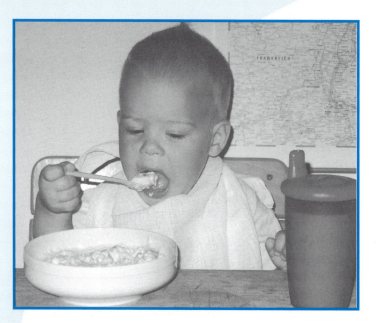

Laura war schon drei, als sie endlich ihren ersten Joghurt selbst löffeln durfte. Zuvor hatten sich ihre Eltern immer vor der Unordnung gefürchtet. Lieber haben sie Laura das Essen selbst mit dem Löffel in den Mund geschoben. Auch sonst hielten sie nicht sehr viel von „selber machen". Da Laura ein eher stilles Kind ist, protestierte sie nicht allzu lauthals, wenn Mama ihr den Löffel aus der Hand nahm. Auch wenn sich ein Zusammenhang nicht beweisen lässt, so ist doch auffällig, dass Laura in der motorischen Entwicklung hinter ihren Altersgenossen zurückgeblieben ist. ■

Mund schieben. Beim Löffeln halfen die Eltern noch, Gemüsestückchen und Käsewürfel aß Robin selbst. Es bewährte sich, vor Robin Stückchen hinzulegen, die er selbst mit den Fingern in den Mund schieben konnte. ■

Je älter ein Kind wird, desto eher möchte es selbst essen, und zwar nicht nur Knabbereien, die es problemlos in den Mund schieben kann. Es möchte auch den Löffel entdecken und lernen, wie man damit umgeht. Nur trifft der Löffel den kleinen Mund nicht immer. Die Koordination der Hände funktioniert noch nicht tadellos. Es kann sein, dass schon mal ein Teller oder ein Becher zu Boden fällt.

Das experimentierfreudige Kind erschrickt, wenn Mama oder Papa es dann ausschimpft. Denn es hat ja nichts Verbotenes gemacht: Mit Absicht kleckert ein Kind ganz sicher nicht. Bis ein Kind begriffen hat, dass es den Becher nach hinten schieben muss, damit er nicht zu Boden fällt, dauert es Monate oder sogar Jahre. Die Eltern haben die Aufgabe, tausendmal zu zeigen, wohin der Becher gehört und dazu zu sagen: „Schieb bitte den Becher nach hinten!"

Es gibt Zwischenlösungen zwischen „totaler Sauerei" und „Fütterzwang", zwischen „alles zulassen" und „dauernd ausschimpfen". Es gibt glücklicherweise Maßnahmen, die Unordnung in Grenzen zu halten. Nudeln ohne Sauce lassen sich vom Baby relativ kleckerarm selbst essen. Auf Kleidern mit dunkler Farbe gibt es weniger Flecken, die sich nie mehr auswaschen lassen. Im Sommer auf Terrasse oder Balkon essen schont den Küchen- oder Esszimmerboden. Bei warmem Wetter kann das Baby dabei vielleicht nur mit einer Windel und einem Lätzchen bekleidet sein.

Und schließlich ist auch das Vorbild der Eltern und Geschwister wichtig. Kinder beobachten ihre Umgebung sehr genau und möchten bald dasselbe tun wie Mama und Papa: Also mit Gabel und Messer essen – nicht mit den Händen. Damit das mit drei Jahren dann klappt, braucht das Baby eine „Lehrzeit". Es muss üben, üben, üben. Wenn Kinder früh mit dieser Lehrzeit beginnen dürfen, entlasten sie ihre Eltern dafür auch früh vom Füttern. Die Eltern können sich dann wieder ihrer eigenen Mahlzeit widmen, solange diese noch warm ist.

4 Rezepte für kleine Esser vom 7.–12. Monat

Bei den folgenden Rezepten geht es nicht darum, spezielle, kunstvolle Menüs zu kreieren, liebevoll als Clown oder Kätzchen dekoriert. Kaum eine Mutter serviert jeden Brei mit Clowngesicht – das wäre ja auch langweilig. Solch spezieller Dekorations-Aufwand bleibt besonderen Situationen vorbehalten. Es gibt ganze Bücher mit Rezepten fürs Baby, doch eigentlich ist das gar nicht nötig. Denn das Baby braucht nicht jeden Tag einen kunstvoll zubereiteten Brei. Die hier aufgeschriebenen Rezepte sind Alltagsrezepte, Basics sozusagen, die Mama oder Papa einfach und den Familiengewohnheiten entsprechend weiterentwickeln können.

4.1 Breirezepte

¶¶ Karottenbrei (Anfangsbrei, nach 6 Monaten)

Zutaten:
100 g Karotten
Ca. 50 ml Wasser
1 TL (Raps-)Öl

Zubereitung: Karotten klein schneiden und in wenig Wasser dämpfen, bis sie weich sind; Öl zugeben und fein pürieren. „Dicke" des Breies mit Wasser den Vorlieben des Babys anpassen.

Hochwertige Öle

Öl wird dem Gemüsebrei zugegeben, damit bestimmte fettlösliche Vitamine, vor allem β-Karotin (Vorstufe von Vitamin A), besser aufgenommen werden. Zudem braucht ein Baby für sein Gedeihen gewisse Fettsäuren, die sein Körper nicht selbst herstellen kann. Von diesen so genannten essenziellen Fettsäuren ist Linolsäure die wichtigste. Hochwertige Pflanzenöle, beispielsweise Raps-, Maiskeim-, Distel- und Sonnenblumenöl, enthalten viele dieser essenziellen Fettsäuren. Rapsöl enthält zudem besonders viele Omega-3-Fettsäuren. Kaltgepresste Öle sind zwar sehr wertvoll, doch für Babys im ersten Lebensjahr noch nicht geeignet (☞ S. 32).

Noch vor wenigen Jahren war Butter die übliche Fettzugabe zum Brei. Sie ist leicht verdaulich, enthält jedoch weniger Linolsäure. Zudem kann Butter minimale Mengen an Milcheiweiß enthalten. Diese können bei gefährdeten Kindern eine Allergie auslösen. Im ersten Lebensjahr ist Öl deshalb als Breizugabe vorzuziehen.

¶¶ Gemüsebrei (nach 7 Monaten)

Zutaten:
150 g Gemüse (Karotten, Fenchel, Zucchini, Broccoli, Kohlrabi usw.)
100 g Kartoffeln
100 ml Wasser
2 EL Orangensaft
10 g (Raps-)Öl

Zubereitung: Gemüse putzen und klein schneiden; Kartoffeln waschen, schälen und zugeben; im Wasser dämpfen, bis alles weich gekocht ist; Öl und Orangensaft zugeben und pürieren. „Dicke" des Breis mit Wasser den Vorlieben des Babys anpassen.

4 Rezepte für kleine Esser vom 7.–12. Monat

Eisenaufnahme aus Gemüse

Eisen wird aus Gemüse schlechter aufgenommen als aus Fleisch. Doch es gibt eine Möglichkeit, die Eisenaufnahme aus pflanzlicher Nahrung zu steigern: Enthält die Mahlzeit Vitamin C, so verdoppelt sich die Menge des aufgenommenen Eisens aus dem Gemüse. Deshalb wird Orangensaft zum Brei gegeben. Trinkt das Kind zur Mahlzeit, kann verdünnter Saft ein gutes Getränk sein. Tee und (Kuh-)Milch hingegen hemmen die Eisenaufnahme stark und sind deshalb als Getränke zu den Mahlzeiten nicht geeignet.

Gemüse-Fleisch-Brei (nach 7 Monaten)

Dies ist wohl der klassische Babybrei, den die meisten Kinder in diesem Alter bekommen.
Zutaten:
100 g Gemüse (Karotten, Fenchel, Zucchini, Kohlrabi, Broccoli usw.)
50 g Kartoffeln
30 g Kalb-, Rind- oder Geflügelfleisch
100 ml Wasser
10 g (Raps-)Öl

Zubereitung: Gemüse putzen und klein schneiden; Kartoffeln schälen und zusammen mit dem Fleisch und dem Wasser zugeben und dämpfen, bis alles weich gekocht ist; Öl zugeben und pürieren. „Dicke" des Breis mit warmen Wasser den Vorlieben des Babys anpassen.

Eisenreicher vegetarischer Brei (nach 7 Monaten)

Zutaten:
100 g Gemüse (Karotten, Fenchel, Zucchini, Kohlrabi, Broccoli usw.)
50 g Kartoffeln
10 g Haferflocken (enthalten viel Eisen)
50 ml Orangensaft (fördert die Eisenaufnahme)
10 g (Raps-)Öl

Zubereitung: Gemüse putzen und klein schneiden; Kartoffeln schälen; Haferflocken und wenig Wasser zugeben und dämpfen, bis alles weich gekocht ist; Saft und Öl zugeben und pürieren.

Tiefgekühlter Breivorrat

Gemüsebrei und Gemüse-Fleisch-Brei eignen sich ausgezeichnet zum Einfrieren. Eltern können viel Arbeit sparen, wenn sie eine größere Menge Gemüse und Fleisch frisch einkaufen, alles zu einem Brei verarbeiten und in kleinen Portionen einfrieren. Der gekochte Brei darf vor dem Einfrieren nicht zu lange bei Zimmertemperatur herumstehen. Sobald er etwas abgekühlt ist, gehört er in die Tiefkühltruhe. Eine Portion kann für den nächsten Tag im Kühlschrank aufbewahrt werden, jedoch nicht länger als für einen Tag. Zum Auftauen wandern die Breiportionen idealerweise über Nacht in den Kühlschrank. Kurz vor der Mahlzeit wird der Brei erwärmt und gut durchgemischt. Muss es einmal schnell gehen, kann der Brei in der Mikrowelle oder besser in kaltem Wasser aufgetaut werden. Kleine Breiportionen sorgen dafür, dass möglichst wenig Brei weggeworfen werden muss. Manche Eltern füllen den Brei in Portionenförmchen für Eiswürfel. Einmal aufgetauter Brei kann nicht wieder eingefroren werden, einmal aufgewärmter Brei darf nicht nochmals aufbewahrt werden. Länger als einen Monat sollte Brei übrigens nicht in der Tiefkühltruhe lagern. Gesundheitlich ist es zwar unbedenklich, Brei ein halbes Jahr tiefgekühlt aufzubewahren, doch die Enzyme im Brei verändern den Geschmack, den viele Babys nicht so mögen.

4.1 Breirezepte

🍴 Apfelmus-Bananen-Brei (nach 7 Monaten)

Zutaten:
1/2 Banane
2 EL ungezuckertes Apfelmus

Zubereitung: Äpfel schälen, kochen und zu Apfelmus pürieren; Banane mit der Gabel fein zerdrücken, Apfelmus dazumischen. Ungezuckertes Apfelmus lässt sich portionsweise einfrieren.

🍴 Obstbrei (nach 7 Monaten)

Zutaten:
1 Banane
100 g Obstmus (Beeren, Zwetschgen, Aprikose, Pfirsich, Kiwi, Apfel, Melone usw.)

Zubereitung: Obst gegebenenfalls schälen, kochen und pürieren; Banane mit der Gabel zerdrücken und mit warmem oder kaltem Obstmus mischen. Obstmus kann portionsweise eingefroren werden.

🍴 Obst-Getreide-Brei (nach 7 Monaten)

Zutaten:
20 ml Wasser
2 EL feine Haferflocken (möglichst Vollkorn)
50 g Obstmus (Beeren, Apfel, Aprikose, Pfirsich, Banane, Zwetschge, Melone usw.)
5 g (Raps-)Öl

Zubereitung: Getreideflocken im Wasser eine halbe Stunde einweichen, aufkochen, Öl beigeben und zehn Minuten auf der abgedrehten Herdplatte quellen lassen. Mit dem Obstmus (Zubereitung ☞ oben) mischen und lauwarm servieren.

Getreidebrei eignet sich nicht zum Einfrieren, kann aber einen Tag im Kühlschrank aufbewahrt werden. Wenn das Baby mag, darf es diesen Brei dann kalt essen.

🍴 Zwiebackbrei (nach 8 Monaten)

Eine schnelle Variante des Obst-Getreide-Breis, ohne großen Kochaufwand. Eignet sich auch gut für unterwegs: einfach warmes Wasser in der Thermosflasche mitnehmen. Nicht geeignet für allergiegefährdete Kinder, da Zwieback Milch enthält.

Zutaten:
3–4 Scheiben Vollkornzwieback
100 ml heißes Wasser
100 g Obstmus (Beeren, Apfel, Aprikose, Pfirsich, Banane, Zwetschge, Melone usw.)

Zubereitung: Zwieback mit heißem Wasser übergießen, kurz quellen lassen, mit der Gabel zerdrücken und mit dem Obstmus mischen.

🍴 Grießköpfchen (nach 9 Monaten)

Zutaten:
100 ml Vollmilch
100 ml Wasser
15 g Grieß
40 g Obstmus (Beeren, Apfel, Aprikose, Pfirsich, Banane, Melone, Zwetschge usw.)

Zubereitung: Milch und Wasser aufkochen, Grieß einrühren, dann 15 Minuten zugedeckt auf der abgedrehten Herdplatte quellen lassen. Brei in Tassen gießen und erkalten lassen. Dann stürzen und Obstmus darüber geben. Zur Abwechslung klein geschnittene Rosinen in den Grieß geben.

Die Vollmilch kann durch Sojamilch ersetzt werden.

4 Rezepte für kleine Esser vom 7.–12. Monat

Schonende Zubereitung

Die Lagerung der Zutaten und die Zubereitungsart der Breie beeinflussen den Nährwert der fertigen Mahlzeiten. Vitamine und sekundäre Pflanzenstoffe in Gemüse und Früchten reagieren empfindlich auf Licht, Sauerstoff und/oder Wärme.

Es lohnt sich, frische Zutaten, möglichst aus biologischem Anbau, zu verwenden. Reife regionale Produkte enthalten alle wertvollen natürlichen Inhaltsstoffe in großer Menge, da sie reif geerntet werden und keine Nährstoffe durch einen langen Transportweg verloren gehen. Allgemein gilt die Regel: Je weniger ein Lebensmittel verarbeitet wird, desto mehr natürliche Inhaltsstoffe enthält es. Folgende Maßnahmen helfen, die Nährwertverluste möglichst klein zu halten:

- Frische Lebensmittel nur kurze Zeit (maximal 1 Tag) und im Kühlschrank aufbewahren. Dies gilt auch für die meisten Früchte.
- Gemüse und Früchte nur kurz waschen, nicht wässern, erst nachher zerkleinern.
- Zerkleinerte Zutaten sofort weiterverarbeiten.
- Gemüse dünsten oder dämpfen, auf keinen Fall braten, frittieren oder grillen.
- Breie sofort verzehren, kühl stellen oder tiefkühlen.
- Auf keinen Fall den Brei warm halten, da sonst Nitrat aus dem Gemüse zum krebserregenden Nitrit umgebaut werden kann. Zudem können sich krank machende Bakterien in warmen Mahlzeiten rasend schnell vermehren. Deshalb den Gemüsebrei nicht länger als einen Tag im Kühlschrank aufbewahren.
- Die ersten Breie fein pürieren, denn daraus kann der kindliche Darm mehr Nährstoffe aufnehmen. Später kann der Brei so püriert werden, wie es das Baby mag.
- Dem Gemüsebrei immer etwas Öl beigeben, damit das Baby die fettlöslichen Vitamine aufnehmen kann.

4.2 Fingerfood

In Abschnitt 3.4 war von Kindern die Rede, die Brei nicht mögen. Sie lieben jedoch alles, was sie sich selbst in den Mund schieben können. Auch für sie gibt es einfache Mahlzeiten, häufig ist der Kochaufwand sogar wesentlich kleiner als für Breiliebhaber.

Doch auch Kinder, die Brei mögen, essen mit zunehmendem Alter gerne mal ein Fingerfood-Menü. Fingerfood ist der frühe Beginn des Essens ab Familientisch. Die Familienkost wird dem kleinen Esser angepasst, denn häufig lassen sich diese Menüs mit einer Mahlzeit der Familie kombinieren. Wichtigste Regel: Die Mahlzeit für das Jüngste auf die Seite legen, erst dann für den Rest der Familie würzen.

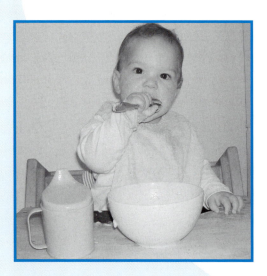
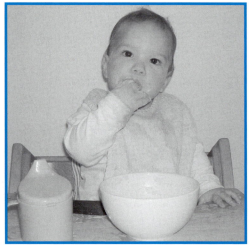

4.2 Fingerfood

🍴 Gemüsestückchen (nach 6 Monaten)

Zutaten:
100 g Karotten und/oder Kürbis
1 TL (Raps-)Öl

Zubereitung: Gemüse in Stäbchen schneiden und mit wenig Wasser dämpfen, bis sie weich sind, oder im Dampfkochtopf weich kochen. Öl darüber geben, etwas abkühlen lassen und dem Baby in einem Teller servieren. Es wird sich selbst bedienen.

🍴 Fingerdickes Obst (nach 6 bis 8 Monaten)

Zutaten:
1 Stück Banane (schon nach 6 Monaten), geschälter Apfel, Aprikose oder Zwetschge

Zubereitung: Früchte eventuell schälen und in fingergerechte Stückchen schneiden. Nicht zu klein schneiden, damit das Baby daran herumknabbern kann. Dem Kind ein Lätzchen um den Hals binden, den Waschlappen bereitlegen und dem Baby ein Stück Obst in die Hand drücken. Unbedingt beim Kind bleiben, falls es sich verschluckt.

🍴 Karotten-Apfel-Salat (nach 9 Monaten)

Ein vollwertiges Rezept, auch wenn nicht alles im Mund des Babys landen wird.

Zutaten:
1 Karotte
1/2 Apfel
1 TL (Raps-)Öl
1 EL Joghurt

Zubereitung: Karotte und Apfel fein raspeln, Öl und Joghurt untermischen und servieren. Joghurt kann nach Belieben weggelassen oder durch Sojarahm ersetzt werden.

🍴 Käsenudeln (nach 9 Monaten)

Zutaten:
30 g (nicht zu kleine) Vollkornnudeln
1 TL (Raps-)Öl
10 g Käse
50 g Apfelmus

Zubereitung: Nudeln kochen, Wasser abgießen, Öl zugeben und Käse darüber streuen. Apfelmus dazu servieren.
   Wenn die Nudeln für die ganze Familie in Salzwasser gekocht wurden, ist das für ein elf Monate altes Kind kein Problem. Es braucht keine Extra-Portion. Käsenudeln kann die ganze Familie essen.

Weitere Rezepte finden Sie ▷ online.

4.3 Knabbereien und Zwischenmahlzeiten

Unter Knabbereien werden jene Nahrungsmittel verstanden, die das Baby zwischendurch isst. Spätestens wenn es regelmäßig zwei oder drei Breie täglich isst, genießt ein Baby meist eine Knabber-Zwischenmahlzeit, ein Knabber-Frühstück oder ein Knabber-Abendessen. Kinder, die keinen Brei mögen, genießen Knabbereien auch als Hauptmahlzeiten.

Natürlich hat die Nahrungsmittelindustrie auch für dieses Bedürfnis Fertigprodukte geschaffen, zum Beispiel die Babykekse. Doch wer die Zutatenliste dieser Produkte liest (Milch, Weißmehl, Zucker etc.), stellt fest, dass es Knabbereien gibt, die wesentlich geeigneter (und billiger) sind. Es gibt eine Reihe einfacher Lebensmittel, die Eltern einem Baby im Alter von etwa acht Monaten als Zwischenmahlzeit in die Hand drücken können:

- Ein Stückchen Vollkornbrot
- Vollkornkeks ohne Zucker (Cracker)
- Reiswaffel
- Vollkornzwieback (nur für nicht-allergiegefährdete Kinder, enthält Milch)
- Ein geschältes Stückchen Apfel
- Ein Stück roher Fenchel. Aus dem Kühlschrank hilft Fenchel auch bei Zahnungsschmerzen.

Zudem gibt es einfache Knabbereien, die sich mit wenigen Handgriffen herstellen lassen. Sie sind eine Kombination von Brot, Gemüse oder Frucht und vielleicht einem Milchprodukt und eignen sich für Babys ab etwa neun Monaten besonders gut als Abendessen:

- Ein Stück Vollkornbrot mit zerdrückter Avocado bestreichen und in mundgerechte Stücke schneiden.
- Kindermüsli: Eine Banane in Würfel schneiden, mit wenig Joghurt mischen und einen Esslöffel Hirseflocken dazugeben (ab 10. Monat).
- Brotstückchen mit Käsewürfeln und Gurkenscheiben garnieren (ab 10. Monat).
- Käse-Gurken: Auf jedes Stückchen Gurke einen Käsewürfel legen (ab 10. Monat)
- Schinkenmelone: Melonenstückchen mit kleinen Schinkenstücken belegen (ab 10. Monat).

Es gibt viele weitere Möglichkeiten, der Fantasie der Eltern sind keine Grenzen gesetzt.

5 Übergang zur Familienkost – das 2. Lebensjahr

So spannend die Breizeit ist, Breie und Beikost sind immer eine Übergangskost. Denn das Ziel ist es, dass das Kind früher oder später am Familientisch mitisst. Irgendwann beginnt deshalb der Übergang zur Familienkost – meist um den ersten Geburtstag herum. Auch der Übergang zur Familienkost ist im Idealfall ein sanfter Weg.

Die körperlichen Voraussetzungen, dass ein Kleinkind am Familientisch mitessen kann, sind im Alter von etwa einem Jahr gegeben. Die inneren Organe sind dann so weit ausgereift, dass sie die Nahrungsmittel der Familie verkraften. Immer mehr Zähne brechen durch, auch die Backenzähne beginnen zu wachsen, und das Kauen wird zur Gewohnheit. Das Kind lernt, selbstständig aus der Tasse zu trinken und mit dem Löffel zu essen und entwickelt immer ausgeprägtere Vorlieben und Abneigungen – einen eigenen Geschmack eben. In dieser Kleinkindphase werden die Ess- und Ernährungsgewohnheiten für lange Zeit geprägt.

Essen ist ein Lernprozess und wie alle Lernprozesse von den Eigenheiten des Kindes abhängig. Der Übergang von der Breikost zur Familienkost erfolgt – wie alle anderen Entwicklungsschritte auch – zu einem individuellen Zeitpunkt. Mit zwölf Monaten braucht das Kind kein püriertes Essen mehr, aber vielleicht mag es Brei noch immer. Andere Kinder haben dafür Brei nie richtig gerne gegessen.

Irgendwann um den ersten Geburtstag herum, einige Monate früher oder später, interessiert sich das Kind immer mehr für das Essen der Familie. Es möchte mit am Tisch sitzen und von dieser interessant aussehenden Speise, zum Beispiel vom Gemüsereis, versuchen. Nichts spricht dagegen, diesen Wunsch zu erfüllen, wenn es sich nicht gerade um ein scharfes indisches Gericht handelt. Wenn sich die Familie selbst gesund und nicht nur von Fertiggerichten ernährt, müssen nur wenige Punkte beachtet werden, damit das Kind nach Herzenslust bei der Familienkost zugreifen kann. Häufig ist der Zeitpunkt, an dem das Kind beginnt, am Familientisch mitzuessen, eine gute Gelegenheit, die Familienkost unter die Lupe zu nehmen und zu einer einfachen, gesunden Kost zu finden.

Nach einigen Wochen des Experimentierens wird der kleine Liebling fast ausschließlich am Familientisch mitessen. Die Breizeit ist dann endgültig vorbei, die Extrakocherei hat ein Ende, gemeinsame Mahlzeiten sind jetzt angesagt.

5.1 Der Essalltag eines Kleinkindes

Der Speisezettel

Schon Babys lieben Gesellschaft und sitzen gerne mit dem Rest der Familie am Tisch. Kleine Kinder wollen dann endgültig dazugehören und mit der Familie essen. Das erleichtert den Essalltag erheblich. Meist lässt sich nämlich mit wenigen Handgriffen aus dem Familienessen eine schmackhafte Mahlzeit für kleine Esser zaubern. In Kapitel 6 sind einige einfache Rezepte zu finden.

Auf dem Speisezettel eines kleinen Kindes stehen nach seinem ersten Geburtstag dieselben Nahrungsmittel, die auch bei einer ausgewogenen, abwechslungsreichen und vielseitigen Familienkost auf den Tisch kommen:

✿ **Brot- und Getreideprodukte:** Die wichtigsten Nahrungsmittel sind Getreideprodukte. Von diesem Grundnahrungsmittel haben sich unsere Vorfahren weitgehend ernährt. Jahr-

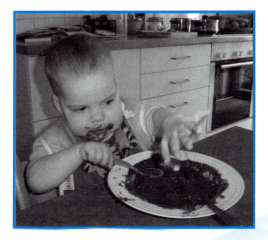

hundertelang war in unseren Breitengraden Getreidebrei das Hauptnahrungsmittel, auch für Erwachsene. Heute gibt es keinen Weizen-, Gersten- und Haferbrei mehr, sondern Brot, Müsli und Nudeln. Die Vorteile sind dieselben geblieben: Getreideprodukte enthalten viele Kohlenhydrate, die wichtigste Energiequelle für den Menschen. Vollkornprodukte sind am wertvollsten, weil sie auch die äußeren Randschichten des Getreides enthalten, die beim Ausmahlen entfernt werden. Darin enthalten sind Proteine, wichtige Vitamine und vor allem viele Ballaststoffe, welche die Verdauung fördern. Das Verdauungssystem des Kleinkindes kann problemlos mit Vollkornprodukten umgehen und profitiert von den gesundheitlichen Vorteilen der Ballaststoffe. Couscous, Bulgur, Mais, Quinoa, Hirse und andere hierzulande eher ungewohnte Getreidesorten bringen Abwechslung in den Speiseplan. Aber meist bevorzugen die Kleinen zweimal die Woche Spaghetti. Wenn Eltern zu Vollkornnudeln greifen und eine leckere (Gemüse-)Sauce dazu servieren, sind meist alle zufrieden.

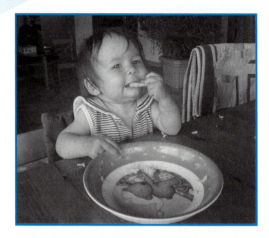

- **Obst und Gemüse:** Dass Obst und Gemüse gesund sind, wissen die meisten schon seit ihrer Kindheit. Doch wie gesund, hat sich erst in den letzten Jahren gezeigt. Schon lange war bekannt, dass in diesen pflanzlichen Nahrungsmitteln viele lebenswichtige Vitamine und Mineralstoffe stecken. Nun wurden nach und nach die verschiedensten sekundären Pflanzenstoffe und die Antioxidantien und ihre wichtige Bedeutung für den Körper entdeckt. Diese Stoffe übernehmen bei vielen Körperfunktionen eine zentrale Rolle und schützen wahrscheinlich sogar vor Krebs. Weil inzwischen die große Bedeutung von Obst und Gemüse in der täglichen Ernährung immer deutlicher wird, Obst und Gemüse aber noch immer in erster Linie als „Beilagen" und nicht als Hauptmahlzeit serviert werden, werden weltweit in vielen Ländern, auch in Deutschland, Österreich und der Schweiz, Kampagnen lanciert: „5 am Tag – fünfmal täglich Obst und Gemüse" wird propagiert. Gesundheitsbehörden, Krebsliga und Ernährungswissenschaftler empfehlen fünf Portionen Obst, Gemüse und Saft, die Hälfte davon roh. Schon kleine Kinder brauchen regelmäßig von diesen Kraftpaketen an Vitaminen. Apfelspalten, Knabberkarotten, Orangen- und Tomatensaft sind schmackhafte Möglichkeiten. Auch Kartoffeln gehören regelmäßig auf den Tisch. Sie enthalten Vitamin C, Eiweiß, Mineral- und Ballaststoffe. Beim Zählen bis fünf – für „5 am Tag" – gelten Kartoffeln jedoch nicht als Gemüse, denn ihre Hauptbedeutung in der Ernährung liegt bei den Kohlenhydraten.
- **Fett:** Fett ist nicht grundsätzlich „schlecht". Im Gegenteil: Fett ist Träger von Vitaminen und Geschmacksstoffen, es ist Schutzstoff und übernimmt im Körper ganz wichtige Funktionen. Es gibt so genannte essenzielle Fettsäuren, die der Körper nicht selbst herstellen kann, die er aber braucht und deshalb durch die Nahrung aufnehmen muss. Ohne Fett kann der Mensch nicht leben! Das Problem ist, dass viele Menschen in westlichen Industrienationen zu viel Fett essen, vor allem zu viele tierische Fette und verarbeitete pflanzliche Fette. Diese sind nicht nur wertlos, sie können den Körper sogar belasten und zu Übergewicht führen. Vor allem die versteckten Fette in Wurst, Käse, Gebäck und Schokolade machen zu schaffen. Es sei nochmals wiederholt: Empfehlenswert für kleine Kinder und ihre Eltern sind hochwertige Fette, zum Beispiel pflanzliche Öle für den Salat oder Fette in Nüssen und Avocado. Avocadobrei oder Erdnussbutter als Brotaufstrich wird die kleinen Esser nach dem 1. Lebensjahr begeistern.
- **Fleisch:** Fleisch ist ein wertvolles Nahrungsmittel. Es enthält Eisen und viele wertvolle Mineralstoffe sowie Vitamine in einer Form, die der Körper gut aufnehmen kann. Zwei Fleischmahlzeiten in der Woche reichen, um von diesen Vorzügen zu profitieren; mehr Fleisch ist nicht nötig. Fleisch enthält auch

gesättigte tierische Fette und viel tierisches Eiweiß, das nur in Maßen genossen werden sollte. Vor allem Wurst steht besser nur in kleinen Mengen auf dem Speiseplan des kleinen Kindes (und seiner Eltern).

- **Fisch:** Fisch ist eine gute Alternative und Ergänzung zu Fleisch. Fisch enthält wertvolles Jod, das in Deutschland noch immer ein Mangelelement ist. Deshalb ist jodiertes Kochsalz zu bevorzugen. Fetter (Meeres-)Fisch enthält zudem sehr wertvolle (Omega-3-) Fischöle. Es empfiehlt sich, mindestens einmal pro Woche Fisch zu essen. Wenn kleine Kinder mitessen, bitte gut darauf achten, dass keine Gräten im Fisch sind.
- **Eier:** Eier enthalten wertvolle Vitamine und Mineralstoffe und sind leicht verdaulich. Zwar enthalten Eier Cholesterin, doch für gesunde Menschen ist das kein Problem. Ein bis drei Eier pro Person und Woche dürfen durchaus auf dem Speisezettel stehen. Pfannkuchen z. B. schmecken den meisten (kleinen) Kindern.
- **Milch und Milchprodukte** (Joghurt, Sauermilch, Quark, Käse): 300 ml Milch und Milchprodukte pro Tag reichen für ein einjähriges Kind aus, um seinen Kalziumbedarf zu decken (□ 1). Im nächsten Abschnitt werden die Milchprodukte ausführlich behandelt.

Wie schon bei den Breien, sind bei der Zubereitung der Familienkost naturbelassene, saisonale Zutaten aus der Region und aus biologischem Anbau zu bevorzugen. Denn alle Familienmitglieder freuen sich, wenn Nahrungsmittel nur wenige Schadstoffe enthalten, dafür aber viele Vitamine und Mineralstoffe, sekundäre Pflanzenstoffe und Antioxidantien. Deshalb ist es gut, die Zutaten für die Familienmahlzeiten möglichst kurz zu lagern und schonend zuzubereiten.

Kindernahrungsmittel sind in den letzten Jahren in Mode gekommen. So finden sich Kindermilch, Juniormenüs in Gläschen, Kinderjoghurt, Kinderkäse oder Schokolade für Kinder im Regal des Supermarktes. Die DGE schreibt in ihrem Info 8/03, dass sie absolut überflüssig sind. Kleine Kinder können „normale" Lebensmittel der Familienkost essen. Kindernahrungsmittel sind teuer, und ihre Zusammensetzung entspricht oft nicht den Empfehlungen für eine gesunde Ernährung von Kleinkindern. Eine ausgewogene Familienkost bietet hier wesentliche Vorteile.

Kuhmilch in Maßen

Ein (kleines) Kind braucht Milch, ohne Frage, doch die Bedeutung dieses Lebensmittels wird gerne überschätzt und überbetont. Für ein ein- bis zweijähriges Kind genügen 300 ml Milch oder Milchprodukte pro Tag, damit es gesund aufwachsen kann. Idealerweise wird die Milch als Vollmilch, Käse, Joghurt und Quark gegessen bzw. getrunken. Diese 300 ml Milch erreichen die meisten Kinder problemlos. 15 g Schnittkäse oder 30 g Weichkäse haben ebenso viel Kalzium wie 100 ml Milch. Trinkt das Kind zum Frühstück einen kleinen Becher Milch, isst vom mit Käse überbackenen Auflauf und nimmt einen kleinen Becher Joghurt zum Abendessen, hat es seine Milchration für diesen Tag schon erreicht.

Milchallergiker brauchen Beratung

Es gibt Eltern, die ihre Kinder ohne jegliche tierische Produkte, also auch ohne Milch und Milchprodukte aufwachsen lassen möchten. Diese vegane Ernährungsform setzt ein großes Wissen voraus und ist für Kinder problematisch (☞ S. 29).

Aber auch Kinder, die keine Milch und Milchprodukte vertragen, brauchen Ernährungsberatung, damit sie ohne Mangelerkrankungen aufwachsen können. Leider sind Milchallergien gar nicht so selten. Manchmal ist die Milchallergie sogar versteckt und wird erst spät diagnostiziert. Allergien werden in Abschnitt 7.6 behandelt, deshalb hier nur so viel: Es gibt Alternativen zur Milch, und auch Kinder mit Milchallergie werden kaum einen Kalziummangel erleiden und später an Osteoporose erkranken. Für Allergie-Kinder lohnt es sich beispielsweise, eine Mineralwassersorte mit besonders hohem Gehalt an Kalzium zu kaufen. Auch Sesam, Broccoli und andere Gemüsesorten enthalten Kalzium, ebenso Sardellen. Es gibt mit Kalzium angereicherte Sojamilch, die so gut schmeckt, dass sie herkömmliche Kuhmilch ersetzen kann. Allenfalls brauchen diese Kinder noch zusätzliches Kalzium in Form von Tabletten oder Brause. Eltern von Milchallergikern suchen am besten professionelle und individuelle Beratung.

Auch ein Kind, das Milch als Getränk nicht mag, bekommt genügend Kalzium für seine Knochen, wenn es andere Milchprodukte zu sich nimmt. Brot und Käsewürfel sind eine gute Zwischenmahlzeit. Milch kann auch im Kartoffelbrei „versteckt" werden. Doch Eltern müssen gar keinen zu großen Aufwand betreiben, um Milch irgendwie zu verstecken. Zu viel Milch und Milchprodukte sind nämlich gar nicht gesund. Sie enthalten viel tierisches Eiweiß und viele gesättigte Fettsäuren. Zu viel tierisches Eiweiß belastet die Nieren und führt gerade in diesem Alter zu späterem Übergewicht, ebenso wie der hohe Anteil gesättigter Fettsäuren in der Milch.

Kindernahrungsmittel

Kleinkinder sind heiß umworbene, potentielle Abnehmer von Kindermilch, Fruchtzwergen, Milchschnitten und anderen Snacks, welche ganz auf die Bedürfnisse der Kleinen zugeschnitten scheinen. Das Bestreben der Eltern, bei der Ernährung ihrer Kinder alles richtig zu machen – und als Kehrseite der Medaille die Angst vor Fehlernährung – das ist die Grundlage, auf der diese Nahrungsmittel für Kleinkinder verkauft werden. Nährstoffangereicherte Produkte, beispielsweise mit Kalzium, Eisen, Jod und Vitamin C angereicherte Kindermilch, werden mit dem Argument angepriesen, dass diese Produkte „einen wichtigen Beitrag zur gesunden Ernährung" leisten.

Doch Schein und Sein trügt. Denn erstens enthalten Kinderlebensmittel häufig viel Zucker und gesättigte Fettsäuren, unnötige Vitamine und überdurchschnittlich viele Zusatzstoffe wie beispielsweise Aromen. Zweitens sind Kinderlebensmittel meist wesentlich teurer als die vergleichbaren Produkte. Und drittens braucht das Kind überhaupt keine speziellen Lebensmittel, es kann bald das essen, was der Rest der Familie auch isst.

Wie schon oben gesehen, prägen die ersten Essensjahre den Geschmack lebenslänglich. So lernen Schweizer Kinder Rösti kennen, Japanische hingegen Sushi. Und jedes Mädchen und jeder Bub lernt die ganz individuelle Küche der eigenen Familie kennen.

Kindernahrungsmittel aber verzögern – um nicht zu sagen verhindern – diesen prägenden Essenslernprozess. Denn fast alle Kindernahrungsmittel enthalten Aromen, so genannte natürliche Aromen zwar, welche aber nicht unbedingt aus dem Lebensmittel hergestellt sind, in dem sie natürlicherweise enthalten sind.

Statt Joghurt mit frischen Früchten lernt das Kind also Fruchtzwerge kennen. Das Kirschenaroma prägt den Geschmack – und niemand soll sich wundern, wenn das Kind später gar nicht weiß, wie richtige Kirschen schmecken. Oder aber das Kirschenaroma dem Geschmack echter Kirschen vorzieht.

Eltern verschaffen sich einen großen Vorteil für die später unweigerlich folgenden Diskussionen über gesundes Essen, wenn sie den kindlichen Geschmack am Anfang auf „gesund" prägen. Dies ist in den ersten Lebensjahren noch relativ einfach möglich. Das kleine Kind in die familiären Essensgewohnheiten einzuführen braucht keinen besonderen Aufwand, ist mit Sicherheit billiger als Kindernahrungsmittel zu kaufen und gesünder obendrein.

Individuelle Essensmengen

Eltern haben das Bedürfnis, die Essensmenge ihres Kindes zu überprüfen. Dies ist durchaus verständlich, wird heute doch alles gemessen, kontrolliert, der Norm angepasst. Eltern machen sich Sorgen, dass ihr Kind nicht genug bekommen könnte, wenn es wenig isst, oder dass es dick werden könnte, wenn es viel isst. Viele Erwachsene zählen selbst Kalorien; sie haben es verlernt, auf ihre Instinkte und Intuition zu hören. Kinder können das noch und es ist ein lohnendes Ziel bei der Essenserziehung, diese Instinkte zu bewahren.

Tanja machte sich Sorgen um ihre Tochter Vanessa. Sie war wirklich sehr zierlich, aß kaum bei Tisch und nahm entsprechend wenig zu. Es ging so weit, dass der Kinderarzt prüfen wollte, ob Vanessa an Zöliakie leidet, einer Krankheit, bei der viele Getreidesorten nicht richtig verwertet werden können (☞ 7.7). Doch kurz vor den Tests machte Vanessa einen „Gewichtsschub", sie nahm plötzlich zu. Tanja war trotzdem weiterhin verunsichert und tat in Zukunft alles, damit Vanessa doch etwas äße. Wenn die Kleine vom Esstisch weglief, rannte die Mutter mit dem Essen hinter der Kleinen her und stopfte ihr Bissen um Bissen in den Mund. ■

Ein Kind soll so viel essen dürfen, wie es mag. Natürlich gibt es Empfehlungen zur Kalorienzufuhr. So essen „durchschnittliche" Babys um den ersten Geburtstag herum etwa 90 kcal pro Kilogramm Körpergewicht. Doch was ist das schon, ein durchschnittliches Kind? Im gleichen Alter essen Kinder ganz unterschiedliche Mengen (bis hin zum Doppelten), ebenso in verschiedenen Lebensphasen. Und Kinder essen nicht jeden Tag gleich viel.

Es gibt Wochen, da futtert die zweijährige Sophie so viel, dass ihre Mama nur noch staunen kann. „Die Kleine wird älter", denkt sie und kocht jetzt eben etwas größere Portionen. Doch plötzlich ist diese Phase des Viel-Essens wieder vorbei und die Familie isst in den kommenden Tagen ständig Reste vom Vortag. Zwei Wochen später will Sophie kaum noch essen. Jetzt befürchtet Mama, dass ihr Liebling eine Krankheit ausbrütet. Doch nichts passiert, Sophie hat nur eine „Wenig-Ess-Phase".

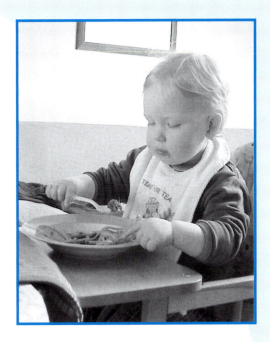

Kalorienangaben sind immer nur grobe Richtlinien. Solange das Kind regelmäßig – in diesem Alter aber langsamer als im 1. Lebensjahr – zunimmt, sein Stuhl normal geformt ist und das Kind gesund und munter ist, ist meist alles in Ordnung.

Eltern dürfen darauf vertrauen: Der natürliche Instinkt eines Kindes funktioniert perfekt. Wenn sie ihrer Tochter oder ihrem Sohn ein ausgewogenes Nahrungsmittelangebot machen, können sie das kleine Kind innerhalb dessen frei bestimmen lassen, was und wie viel es davon essen möchte.

Der Instinkt wird jedoch gestört, wenn Eltern eingreifen und vorschreiben wollen, wie viel ein Kind essen soll oder auch, wenn sie nervös werden und Kekse und Schokolade anbieten, nur damit das Kind endlich etwas zu sich nimmt. Dann läuft etwas schief. Machen sich Eltern Sorgen, so können sie ihr Kind von einem Arzt untersuchen lassen. Stellt dieser fest, dass der kleine Liebling gesund und munter ist, sollten Eltern die Essensmenge wieder dem Kind überlassen.

Auf die Essensmenge bezogen gibt es nur eine Regel: **Die Eltern bestimmen das Angebot, das Kind bestimmt, wie viel es davon essen möchte!** Ein gesundes Kind isst so viel, wie es braucht. Es schadet sich nicht selbst, indem es zu wenig isst: Kein gesundes Kind verhungert vor einem vollen Teller.

5.2 Das gestillte Kleinkind

Muttermilch bleibt wertvoll

Nach dem ersten Geburtstag darf das Kind unverdünnte Kuhmilch trinken, es braucht jetzt keine Säuglingsmilch mehr und auch keine

Alter des Kindes	Energiebedarf pro kg Körpergewicht		Energiebedarf pro Tag	
	Mädchen	Jungen	Mädchen	Jungen
1–4 Jahre	88 kcal	91 kcal	1000 kcal	1100 kcal
4–7 Jahre	78 kcal	82 kcal	1400 kcal	1500 kcal

Tab. 5.1: Energiebedarf von Kleinkindern (📖 8, 18, 27).

5 Übergang zur Familienkost – das 2. Lebensjahr

500 ml Muttermilch decken

- 100 % des Bedarfs an Vitamin A
- 95 % des Bedarfs an Vitamin C
- 50 % des Bedarfs an Eisen
- 44 % des Bedarfs an Kalzium
- 41 % des Bedarfs an Niacin
- 26 % des Bedarfs an Folsäure
- 21 % des Bedarfs an Riboflavin

„Junior-Milch". Ebenso kann das Kind jetzt ohne Muttermilch leben. Doch das ist nicht unbedingt empfehlenswert. Die WHO empfiehlt, Kinder mindestens zwei Jahre zu stillen. Dies hat natürlich in weniger entwickelten Ländern noch mehr Vorteile als in den Industrieländern. Doch Stillen, beziehungsweise Muttermilch, bleibt auch hierzulande im zweiten Lebensjahr wertvoll.

Natürlich muss keine Mutter ihr Kind um jeden Preis weiterhin stillen, aber wenn Mutter und Kind am Stillen nach wie vor Freude haben, hat das Stillen noch immer Vorteile.

Muttermilch behält ihren Wert nach dem ersten Geburtstag des Kindes bei. Sie ist die Milch, die von Natur aus für den Menschen vorgesehen ist. Sie hat die Zusammensetzung, die für den Nachwuchs genau die Richtige ist. Ein einjähriges Kind trinkt im Durchschnitt noch immer 500 ml Milch und deckt damit 31% seines Energiebedarfs. Das ist für Kinder, die in diesem Alter meist sehr beschäftigt sind, ein nicht zu unterschätzender Anteil. Nach wie vor enthält Muttermilch qualitativ hochwertiges Eiweiß mit einer exzellenten Bioverfügbarkeit, das 38 % des Eiweißbedarfs eines Kindes deckt. Und Muttermilch enthält nach wie vor viele Vitamine, Mineralstoffe und andere wertvolle Nährstoffe.

Muttermilch enthält noch immer Immunglobuline, die das Kind vor Krankheiten schützen. Ein einjähriges Kind kann eine zusätzliche Portion Abwehrstoffe gut gebrauchen, auch wenn es diese Stoffe nicht mehr so dringend benötigt wie ein ganz kleines Baby. Doch es ist jetzt ständig auf Achse und kommt mit neuen Keimen aus Dreck und Sand in Berührung. Interessanterweise steigt der Gehalt an Immunglobulinen in der Muttermilch nach sechs Monaten – wenn viele Babys mit Beikost beginnen und weniger Milch trinken – und nach etwa zwanzig Monaten. In diesem Alter sind kleine Kinder besonders mobil, stecken alles in den Mund und verletzen sich hin und wieder. Ein einziger Milliliter Muttermilch enthält 4000 lebende Zellen, die das Wachstum von Bakterien, Viren, Pilzen und Parasiten hemmen. Gerade wenn Kinder krank sind, trinken sie oft wieder mehr Muttermilch und profitieren doppelt von diesem Krankheitsschutz.

Nicht vergessen werden dürfen die psychischen Vorteile: Stillen ist nicht die einzige, wohl aber die einfachste Art, die Bedürfnisse eines Babys und eines Kleinkindes nach Geborgenheit zu befriedigen. Stillen kann Wunder wirken, wenn das Kleine aus dem Gleichgewicht geraten ist, wenn es sich wehgetan hat oder wenn es sehr müde ist. Selbstverständlich kann ein Kind auch anders beruhigt werden, die Mutter kann es umhertragen, mit ihm schmusen, ihm etwas vorsingen.

Mit einem Kleinkind ist eine stillende Mutter auch längst nicht mehr so angebunden, wie sie das vielleicht mit dem ganz kleinen Still-Baby war. Sie kann problemlos am Abend ausgehen und das Kind einem Babysitter überlassen, ohne dass besondere Vorkehrungen getroffen werden müssen. Milch abzupumpen ist mit Sicherheit überflüssig.

Es ist auch nicht so, dass sich eine Mutter zwischen Kuhmilch und Muttermilch entscheiden muss. Ein Kleinkind kann alles essen, auch Milch und Milchprodukte, und zusätzlich an der Brust trinken. Muttermilch ist dann eine zusätzliche wertvolle Nahrung und Stillen eine Bereicherung für die Mutter-Kind-Beziehung.

Die Stillbeziehung zu einem Kleinkind unterscheidet sich erheblich von jener zu einem Baby. Immer mehr übernimmt das Kind eine aktive Rolle, kann sagen oder zeigen, wann es an der Brust trinken möchte. Die Mutter hat die Freiheit, ihr Kind hin und wieder auf später zu vertrösten. Es kann akzeptieren, wenn es eine Weile warten muss, weil der Zeitpunkt zum Stillen im Moment wirklich ungünstig ist. Das Kind trinkt jetzt wesentlich kürzer an der Brust, vor allem tagsüber. Und es trinkt weniger häufig, da es am Familientisch mitisst. Stillen bedeutet häufig Trost und Geborgenheit, ist Einschlaf- oder Aufwach-Ritual geworden.

Abstillen

Muttermilch bleibt ein wertvolles Nahrungsmittel im zweiten Lebensjahr. Trotzdem geht die Stillzeit irgendwann zu Ende. Wann der beste Zeitpunkt zum Abstillen ist, lässt sich nicht allgemeingültig sagen. Im Idealfall endet die Stillbeziehung dann, wenn sie dem Kind oder der Mutter keine Freude mehr macht.

Wann sich ein Kind selbst abstillt, hängt ganz von seinem Temperament und Charakter ab. Es gibt anhängliche Kinder, die sich erst spät von Mutters Brust lösen, und viel beschäftigte, die schon mit einem Jahr kaum mehr Zeit finden, zu trinken und die am Stillen schon bald nicht mehr so interessiert sind. Und dann gibt es eine große Gruppe Kinder, die das Stillen am Abend zum Einschlafen oder am Morgen nach dem Aufwachen noch sehr lieben, tagsüber aber nicht mehr an der Brust trinken.

Dass das Kind selbst die Stillbeziehung beenden darf, ist ein Idealfall. Doch wirklich ideal ist es nur, wenn auch die Mutter die Stillbeziehung bis dahin immer noch genießt. Stillt die Mutter jedoch selbst nicht mehr gerne und ist sie überzeugt, dass für sie nun der richtige Zeitpunkt gekommen ist, das Kind abzustillen, dann soll sie dies auch tun! Denn für ein Kind ist es besser, eine fröhliche Mutter zu haben, die seine Bedürfnisse nach Nahrung und Geborgenheit ohne Stillen befriedigt, als eine missmutige Stillmutter.

Stefanie hatte sich ganz fest vorgenommen, dass sich ihr Kind einmal selbst abstillen dürfe. Sie gab jedes Mal nach, wenn Claudio trinken wollte, auch wenn es sie mit der Zeit immer mehr belastete und sie eigentlich keine Lust mehr hatte, ihren Sohn zu stillen. Als der Kleine zwei war und immer noch keine Nacht durchschlief, merkte Stefanie, wie erschöpft sie war. Es war jedoch ein längerer Prozess, bis sie sich eingestehen konnte, dass für sie das Stillen nicht mehr richtig war. Bevor Stefanie die Stillbeziehung beendete, musste sie erst ihr schlechtes Gewissen beruhigen.

Schön ist es, wenn eine Stillbeziehung, vor allem zu einem kleineren Kind, nicht abrupt beendet wird. Nach und nach wird dann eine Stillmahlzeit nach der anderen durch feste Kost ersetzt. Will das Kind trinken, können die Eltern es ablenken. Die Pausen zwischen den Stillmahlzeiten werden immer länger. Irgendwann trinkt das Kind nur noch abends oder morgens. Ist dann die Mutter einige Abende zur Bettgehzeit nicht zu Hause und das Kind wird vom Papa zu Bett gebracht, oder ist die Mutter schon aufgestanden, bis das Baby erwacht, fällt auch diese letzte Mahlzeit häufig bald von alleine weg.

Der zweijährige Adrian will immer am Morgen an der Brust trinken. Liegt seine Mama friedlich im Bett, schlüpft er schnell zu ihr unter die Decke und genehmigt sich seine Morgenmahlzeit. Wenn Mama schon aufgestanden ist, vergisst Adrian seine Brustmahlzeit und setzt sich gleich an den Frühstückstisch. So kann Mama das Abstillen sanft lenken. Sie steht einige Tage früh auf und macht Adrian Früchtemüsli zum Frühstück. Nach einer Woche verschläft Mama einmal. Adrian schlüpft zu ihr ins Bett. Doch er denkt gar nicht daran, die Brust zu suchen. Er kuschelt sich einfach an seine Mutter. Das Stillen ist durch herrliche Schmuseminuten ersetzt worden.

Das langsame Abstillen ist sicher die beste Möglichkeit, wiederum ein Idealfall. Doch es gibt Situationen, wo die Mutter aus gesundheitlichen Gründen sofort abstillen muss. Oder sie hat keine Kraft, Geduld oder Lust mehr, den Abstillprozess in die Länge zu ziehen. Dann kann eine Stillbeziehung innerhalb weniger Tage beendet werden. Wichtig ist in diesen Fällen, dass die Mutter von ihrer Entscheidung überzeugt ist. Sie kann dem Kind die Entscheidung in einfachen Worten erklären und meist akzeptiert das Kind diese auch recht problemlos.

Simon ist siebzehn Monate alt und trinkt noch recht häufig an der Brust. Sandra ist im dritten Monat schwanger und leidet unter Übelkeit und Kraftlosigkeit. Sie ist fest überzeugt, dass sie Simon während der Schwangerschaft nicht stillen will. Sie weiß, dass sie die Stillbeziehung zu Simon jetzt beenden möchte und auch kann. Deshalb erklärt Sandra ihrem Sohn, dass sie ihn ganz lieb hat, und dass er jetzt nicht mehr an der Brust trinken darf, außer in der Nacht.

Es wird Abend, und normalerweise bringt Mama ihren Sohn zu Bett und er schläft an ihrer Brust ein. Doch heute holt Papa die Babytrage, setzt Simon hinein und räumt mit dem Kleinen

5 Übergang zur Familienkost – das 2. Lebensjahr

auf dem Rücken die Wohnung auf. Doch das ist ein Fehler. Simon hat Angst, dass er nun nicht nur keine Brust mehr bekommt, sondern dass Mama auch verschwindet. Er brüllt wie am Spieß. Also nimmt Sandra die Trage und trägt Simon selbst durch die Wohnung. Nach einer Viertelstunde schläft der Kleine. In der Nacht trinkt er wie gewöhnlich einmal. Am nächsten Abend schläft Simon bereits nach zehn Minuten in der Kindertrage ein, am dritten Abend nach wenigen Minuten. Als Simon in der Nacht erwacht, will er nicht etwa an der Brust trinken, nein, er setzt sich auf und verlangt nach Apfelschorle, die er auch tagsüber häufig trinkt. Die Stillbeziehung ist beendet. ∎

Dass die Stillbeziehung zwischen Simon und Sandra so problemlos beendet wurde, hat wohl zwei Gründe: Erstens war Simon bereit, auf den Impuls zum Abstillen seiner Mutter zu reagieren. Zweitens war Sandra ganz sicher, dass sie ihren Sohn jetzt abstillen wollte. Sie war sich sicher, dass es für sie und Simon so gut ist und sie sich kein schlechtes Gewissen zu machen braucht.

Wenn eine Frau zu dem Entschluss gelangt, ihr Kind abzustillen, dann ist es wichtig, dies dem Kind mitzuteilen. Auch wenn es den Anschein haben mag, dass ein so kleines Kind noch nichts versteht, so hört es doch, dass Mama etwas Ernstes mit ihm bespricht. Es tut Mama und Kind gut, wenn sie sich in den Tagen des Abstillens viel in den Arm nehmen. Das Kind spürt dann, dass Mama es genauso lieb hat wie vorher und dass es seine Streicheleinheiten nun einfach auf eine andere Art bekommt.

Es gibt auch Kinder oder Mütter, für die es einfacher ist, wenn das Abstillen in eine Zeit der Trennung fällt. So kann es eine Möglichkeit sein, dass Mama ein Wochenende verreist und sich Papa oder eine andere vertraute Person um das Kind kümmert. Diese Person muss aber bereit sein, diesen für das Kind eventuell schwierigen Prozess zusammen mit dem Kleinen durchzuleiden. Wichtig ist auch bei dieser Methode des Abstillens, mit dem Kind zu sprechen: Ihm zu erklären, dass Mama für zwei oder drei Nächte weg ist, dass es dann nicht an der Brust trinken kann und auch nachher nicht mehr gestillt wird. Eine andere Möglichkeit ist, dass Papa mit dem Kind wegfährt. Dann wird Abstillen mit einem Abenteuer, einer Reise, verbunden. Auch in diesem Fall sollte die Mutter ihrem Kind sagen, dass es während der Reise keine Milch von Mama gibt und dass es auch nach der Rückkehr nicht mehr an der Brust trinken darf.

Es ist wichtig, ein Kind mit seinen Nahrungs- und anderen Bedürfnissen ernst zu nehmen. Es ist Aufgabe der Eltern, diese altersgerecht zu befriedigen. Langfristig gesehen ist nicht die Stillbeziehung an sich oder deren Dauer entscheidend, sondern die Eltern-Kind-Beziehung. Stillen ist der natürliche Anfang dieser Beziehung.

5.3 Die Psyche isst mit

Bisher war vor allem von der Ernährung des Kindes in den ersten beiden Lebensjahren die Rede. Es wurden Regeln und Hinweise diskutiert, wie Eltern ihr Baby gesund ernähren können. Es kamen die Bedürfnisse des Kindes zur Sprache und der Weg, diese zu befriedigen.

Und obwohl all dieses Wissen sehr wichtig ist, kommt erst jetzt der wichtigste Abschnitt dieses Buches. Denn alle bisher besprochenen Hinweise sollen Eltern nur helfen, den individuellen Weg

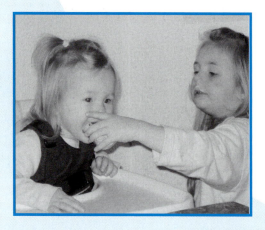
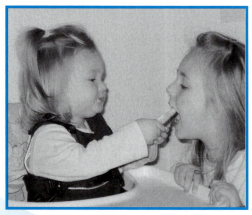

zu einer lustvollen Nahrungsaufnahme ihres Babys zu suchen. Die Tipps in diesem Buch sind die „Leitplanken" dazu. Denn jedes Kind ist ein Individuum, das fordert, zusammen mit ihm seine eigenen Wege zu gehen, auch beim Essen-Lernen.

Essen ist mehr als Nahrungsaufnahme, mehr als das Zuführen von Nährstoffen. Es ist ein wiederkehrendes Ritual, das Zeit und Ruhe braucht, das man genießen will, und das im wahrsten Sinne des Wortes Leib und Seele zusammenhält. Essen soll bei allen Gedanken zu gesunder Ernährung etwas Lustvolles sein und bleiben. Essen soll Spaß machen!

Wenn Eltern es schaffen, ihrem Kind Spaß am Essen mit auf den Lebensweg zu geben, dann haben sie das wichtigste Ziel der Ernährung in den ersten beiden Lebensjahren erreicht. Das heißt natürlich nicht, dass sie ihrem Sprössling nun nur noch Schokolade geben dürfen, weil er das am liebsten hat und diese mit großem Spaß verschlingt! Doch Essen ist in unserer Kultur mit so vielen positiven und negativen Gefühlen und Gedanken besetzt, die eigentlich wenig mit dem Essen zu tun haben. Ein Schokoriegel belohnt gute Leistung, ein Stück Kuchen tröstet über Kummer hinweg. Hat sich das Kind schlecht benommen, bekommt es zur Strafe keinen Nachtisch. Gemüse ist gesund und schmeckt deshalb nicht, denn alles, was gut schmeckt, ist schließlich verboten. Vom Schlanksein als Schönheitsideal wollen wir gar nicht sprechen und auch nicht davon, dass mehr als die Hälfte der Deutschen übergewichtig ist.

Ein Baby weiß noch nichts von diesen ungeschriebenen Ge- und Verboten. Doch in den ersten beiden Lebensjahren, gerade wenn neue und feste Nahrung eingeführt wird, werden die Grundsteine für das spätere Verhältnis des Kindes zum Essen gelegt. In diesem Alter können Eltern Einfluss darauf nehmen, ob das Baby Essen als lustvoll empfindet oder ob es negative Gefühle damit verbindet, weil es beispielsweise zum Essen gezwungen wird.

Gesunde und ungesunde, geliebte und ungeliebte Nahrungsmittel

Nicht jeder Mensch hat dieselbe Lieblingsspeise. Es ist auch nicht so, dass ein Kind plötzlich, z. B. mit fünf, dasteht und sagt: „Also bisher hat mir alles gleich gut geschmeckt, aber ab heute sind Pommes meine Lieblingsspeise!"

Das Gegenteil ist der Fall: Schon bei den allerersten festen Mahlzeiten zeigt sich, dass Babys ganz unterschiedliche Vorlieben und Abneigungen haben. Ein Kind mag Karottenbrei, ein anderes bevorzugt Bananenmus und ein Drittes möchte überhaupt keinen Brei, sondern Knabberessen. Auf diese individuellen Wünsche dürfen und sollten Eltern eingehen, denn Erwachsene haben auch nicht alle dieselbe Leibspeise. Wieso muss jedes Baby Karottenbrei essen? Es gibt unzählige Gemüse, die genauso gesund und bekömmlich sind und dem einen oder anderen Kind besser schmecken.

Es ist überhaupt so eine Sache mit den gesunden und ungesunden Lebensmitteln. Kennen nicht alle den Gedanken, dass alles, was gut schmeckt, ungesund ist, und umgekehrt? Genau da liegt das Problem. Die meisten Erwachsenen haben schon früh gelernt, dass sie manchmal etwas essen müssen, was ihnen nicht so gut schmeckt, weil es gesund ist. Und alle haben immer wieder gehört, dass Süßigkeiten furchtbar ungesund sind, obwohl sie doch so gut schmecken.

Es wäre schön, wenn Eltern ihren Kindern das Bild von den gesunden und ungesunden Lebensmitteln ersparen könnten. Denn eigentlich gibt es gar keine gesunden und ungesunden Nahrungsmittel. Natürlich bekommt es dem Körper nicht, kiloweise Schokolade zu futtern. Aber wenn sich jemand nur noch von Gurken ernährte, könnte er auch nicht überleben. Ganz nebenbei: In der Schokolade entdeckten Forscher vor einigen Jahren die sehr gesunden Polyphenole (📖 27). Und finnische Wissenschaftler haben gezeigt, dass Babys, deren Mütter viel Schokolade aßen, in den ersten Lebenswochen häufiger lächelten (📖 24).

Worauf es wirklich ankommt, ist die Zusammenstellung der Kost über Wochen und Monate gesehen. Da ist durchaus hin und wieder ein Stück Schokolade drin – für Eltern und für Kinder.

Die Grundsätze einer gesunden Ernährung kennen heute fast alle Menschen: Viel Obst und Gemüse, Vollkornprodukte, wenig Fett, wenig Süßigkeiten (☞ Kapitel 8). Doch von Jahr zu Jahr werden die Menschen der westlichen Welt dicker. Auch Übergewicht bei Kindern nimmt rasant zu. Wieso halten sich viele Menschen nicht an die Ernährungsregeln, die durchaus logisch sind und einleuchten? Weil sie keinen Spaß machen! Erst wenn Essen frei von Belohnung und Strafe wird, erst wenn ein Stück Schokolade nicht sofort mit schlechtem Gewis-

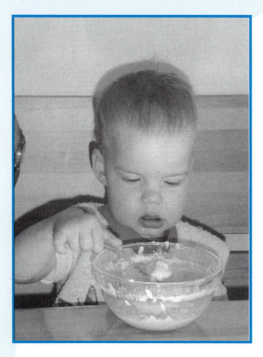
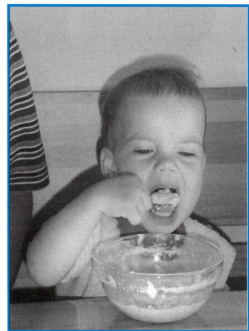

sen quittiert und Gemüse nicht einfach deshalb gegessen wird, weil man muss, erst dann werden sich die Ernährungsgewohnheiten ändern. Bei ihren Kindern haben Eltern die Chance, diese festgefahrenen Bilder gar nicht erst entstehen zu lassen und ihren Instinkt, was ihnen bekommt und was nicht, zu fördern.

Das Recht des Kindes auf seinen Hunger

Vorlieben eines Kindes sind wichtig. Wie sonst soll ein Baby lernen, seine (Essens-)Bedürfnisse wahrzunehmen, wenn diese nicht respektiert werden? Dies gilt insbesondere für die Menge fester Nahrung, die ein Kind zu sich nehmen soll und darf. Ein Kind hat einen guten Instinkt und spürt, wann es satt ist. Eltern sollten ihr Kind deshalb **niemals** zwingen, seinen Teller leer zu essen! Zwingen Eltern ihren Sohn oder ihre Tochter, den Teller leer zu essen (schließlich gibt es „arme Kinder auf der Welt, die Hunger leiden"), dann verlernt das Kind, auf sein Sättigungsgefühl zu hören. Dies gilt insbesondere für kleine Kinder, die sich noch nicht selbst Essen aufgeben oder noch nicht fähig sind, abzuschätzen, ob sie die selbst gewählte Menge aufessen können. Der Hunger der Augen ist in den ersten Jahren größer als der des Magens. Doch wenn es ums Essen geht, vertraut das Kind doch besser auf seinen Magen, oder?

Die meisten Kinder zeigen recht deutlich, dass sie satt sind. Sie pressen den Mund zusammen, drehen den Kopf weg. Diese Zeichen gilt es auf jeden Fall zu respektieren. Den Instinkt des Kindes gilt es zu schützen und zu unterstützen anstatt ihn zu zerstören. Es gibt eine Studie (📖 22), die zeigt, dass ein einjähriges Kind, das seine Nahrung aus einem großen Angebot selbst aussuchen darf, die richtige Menge isst und sich auch ganz gesund ernährt.

Urlaubsreise mit dem Wohnmobil. Die vierjährige Leonie und der zweijährige Niklas fahren mit. Natürlich kocht Mama abends „etwas Richtiges". Doch weil Urlaub ist, wird auch mal beim Italiener gegessen. Pizza und Pommes stehen überdurchschnittlich häufig auf dem Speiseplan. Hinzu kommen die langen Autofahrten. Da gibt es manchmal Schokolade und Kekse, weil diese nicht gekocht werden müssen, und natürlich, weil sie schmecken und ein quengeliges Kind beruhigen können. Mama nimmt in diesen sechs Wochen drei Kilogramm zu. Leonie und Niklas halten ihr Gewicht zuverlässig. Sie haben instinktiv auch von Pommes, Pizza und Schokolade nur jene Menge gegessen, die ihr Körper braucht. ■

5.3 Die Psyche isst mit

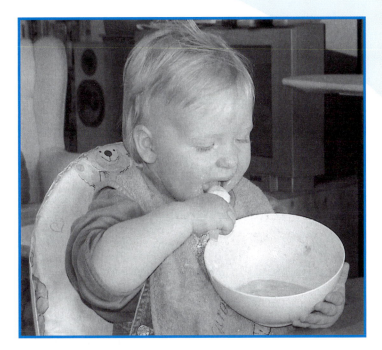

darauf, dass zwischendurch nicht übermäßig viel genascht wird. Das Kind seinerseits kann selbstkompetent über seine Essensmenge bestimmen. Dabei lernt es, dass Essen etwas Lustvolles ist, auch das Essen von Gemüse.

Wenn Essen zum K(r)ampf wird

Ein Kind, das nicht isst, stresst! Da ist es schwierig, gelassen zu bleiben. Der Weg zum Kampf ums Essen ist nicht weit. Doch das Tragische daran ist, dass Eltern diesen Kampf nicht gewinnen können. Es ist ein Kampf, bei dem es nur Verlierer gibt.

Dieses Beispiel zeigt zwei Dinge: Kinder sind unter „schwierigen" Ernährungsbedingungen manchmal besser in der Lage als ihre Eltern, die richtige Essensmenge zu bestimmen. Und es kommt bei der Ernährung nicht auf jeden einzelnen Tag an. Sich bei einer Reise einmal nicht ausgewogen zu ernähren, an Ostern und Weihnachten etwas mehr Schokolade zu genießen, schadet nicht, wenn nachher wieder ein abwechslungsreiches Angebot auf dem Tisch steht. Auf die langfristige Zusammenstellung der Nahrung kommt es an, nicht auf die einzelne Mahlzeit, den einzelnen Tag oder die einzelne Woche.

Zurück zum Hunger der Kleinsten. Es ist total frustrierend, wenn Eltern sich große Mühe gegeben haben, einen Brei zu kochen, aus den besten, eigens fürs Baby gekauften Zutaten, und das Kind will kaum etwas davon essen. Es ist frustrierend, wenn das zweijährige Kind einen Teller mit Essen voll geschöpft hat und nach zwei Bissen ruft „Nein! Nicht essen!" Vielleicht muss der wertvolle Gemüseauflauf sogar weggeworfen werden. Vielleicht nimmt das Kind nicht so recht zu und Oma, die Nachbarin oder sogar der Arzt finden, das Kind müsste doch mehr essen.

Trotzdem sei es nochmals gesagt: Eltern können und dürfen ihr Kind niemals zwingen, zu essen. Das würde nur großen Stress für die ganze Familie bedeuten. Eltern dürfen dem Instinkt ihres Kindes vertrauen! Sie bieten ihm regelmäßig ausgewogene Mahlzeiten an und achten

Essen ist eine der wenigen Möglichkeiten, bei denen sich ein kleines Kind wirklich verweigern kann. Beinahe überall sonst können Eltern ihm ihren Willen aufzwingen. Doch gerade weil den Eltern eine gesunde Ernährung so am Herzen liegt, wird Essen so häufig zu einem der wichtigsten Themen in der Familie. Am Anfang ist es der Brei, über den gestritten wird, später das gesunde Gemüse und die ungesunde Schokolade. Essen bekommt rasch einen negativen Beigeschmack, wird als mühsam oder belastend empfunden.

Jasmin ist fünfzehn Monate alt und ein zierliches Mädchen. Schon seit ihre Eltern ihr den ersten Brei angeboten haben, ist Jasmin nicht sonderlich begeistert von dieser neuen Kost. Auch jetzt isst sie nur wenig vom Tisch mit und trinkt noch viel Muttermilch. Eines Tages reißt Papas Geduldsfaden. Wieder einmal hat Jasmin nur einige wenige Gabeln Gemüsereis gegessen. Dann schiebt sie den Teller weit weg von sich. Papa macht sich wirklich Sorgen, dass Jasmin krank wird oder sogar schon krank ist. Schließlich ist sie kleiner und leichter als ihre Altersgenossinnen. „Jasmin, du musst wirklich noch etwas Reis essen!", ermahnt er seine Tochter. Als diese sich trotz gutem Zureden wei-

5 Übergang zur Familienkost – das 2. Lebensjahr

gert, eine weitere Gabel Reis zu essen, versucht Papa, ihr den Reis in den Mund zu stopfen. Die Kleine beginnt zu weinen und presst gleichzeitig ihre Lippen fest zusammen. Als Papa mit seinen nicht gerade sanften Bemühungen, seine Tochter zu ernähren, fortfährt, schmeißt Jasmin den Teller zu Boden. Der Reis fliegt durch die ganze Küche. Papas Nerven liegen blank und die Stimmung ist endgültig im Keller. ■

Einen Kampf ums Essen sollten Eltern wenn irgend möglich verhindern. Denn es ist für alle Beteiligten wirklich schlimm, wenn dem Kind Brei oder Flasche in den Mund gepresst wird. Es ist schwierig, sich zu beherrschen, wenn Eltern sich über Wochen Sorgen machen, dass ihr Kind krank wird oder nicht zunimmt, wenn es jetzt nicht sofort isst. Doch das Baby, das nicht essen will und dazu gezwungen wird, weigert sich oft standhaft. Vielleicht verkleckert es alles, Eltern, Tisch, Boden, sich selbst, oder es schmeißt seinen Teller auf den Boden. Schließlich sind alle mit den Nerven am Ende, das Kind schreit, die Eltern sind den Tränen nahe. Und das Kind isst immer noch nicht. Die Verweigerung kann sich verschärfen, weil das Kind nun Essen mit negativen Gefühlen verbindet.

In einer solchen Situation gibt es nur eines, um die Situation zu entschärfen: Wenn dem Kind körperlich nichts fehlt, ist das Thema Essen für eine Woche absolut tabu. Kein gesundes Kind verhungert oder nimmt Schaden, wenn seine Ernährung mal einige Wochen nicht ideal ist. Auf keinen Fall dürfen Eltern Gefühle daran knüpfen, ob ihr Kind nun isst oder nicht – ihre Qualität als Eltern hängt nicht davon ab. Wenn das Kleine essen will, soll es essen, sonst eben nicht. Kein Extramenü, kein Bitten und Betteln, doch etwas zu essen. Zwischen den Mahlzeiten gibt es nur Vollkornbrot oder Reiswaffeln und Obst. Von diesen gesunden Nahrungsmitteln dürfen die Kleinen nehmen, wann immer und so viel sie wollen. Wenn sie das Mittagessen nicht mögen, essen sie sich eben später daran satt. Meist ist das Problem nach einer Woche gelöst. Die Eltern merken, dass es dem Kind nicht schlecht geht, das Kind entspannt sich.

Essen als Trostpflaster
Es ist schwierig, Essen nicht in die Erziehung einzubeziehen. Vor allem, da die Eltern meist selbst so erzogen wurden, dass Essen eine weitere Bedeutung hat als nur Nahrungsaufnahme zu sein. Das Kind hat sich das Knie aufgeschlagen, und um es abzulenken und zu trösten, gibt es ein Stück Schokolade oder ein Bonbon. Häufig wirkt das sogar und die Kleinen hören auf zu weinen. Oder das Kind war unartig und bekommt deshalb keinen Nachtisch. Doch was hat der Nachtisch mit dem nicht aufgeräumten Zimmer zu tun? Und wieso soll das Kind erst dann seine Nachspeise bekommen, wenn es sein Gemüse gegessen hat? Ist der Nachtisch dann Belohnung dafür, dass es gesundes, aber ungeliebtes Gemüse isst?

Essen eignet sich schlecht als „Erziehungsmaßnahme". Wenn das Kind Hunger hat, soll es nach Herzenslust essen können, wenn es keinen Hunger hat, braucht es nichts zu essen. Essen sollte weder Belohnung oder Pflicht sein, noch sollte es als „Bestechung" angeboten oder zur Strafe verweigert werden.

Essen ist immer auch ein Spiegel der Beziehung zwischen Eltern und Kind. Essen bedeutet Zuwendung oder Ablehnung von Mutter oder Vater. Werden Machtkämpfe beim Essen ausgetragen oder werden Leistungen mit Essen belohnt, sind das Symptome, dass an der Eltern-Kind-Beziehung gearbeitet werden muss.

Essstörungen können ihre Wurzeln in der Kleinkindzeit haben. Deshalb ist es so wichtig, den Grundstein zur lustvollen Ernährung – möglichst frei von Erziehungsmaßnahmen – in den ersten beiden Lebensjahren zu legen.

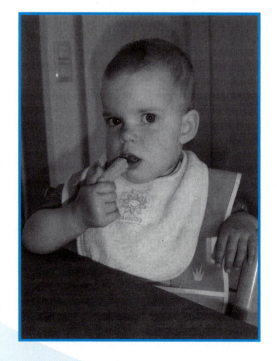

5.3 Die Psyche isst mit

Kindermahlzeiten und Nährwert – zwei Beispiele

Frühstück:
20 g Cornflakes mit 100 ml Schokomilch, 1/2 Banane.
Nährwert: 31 g Kohlenhydrate (25 % des Tagesbedarfs eines Kleinkindes), 5,3 g Protein (38 %), 3,8 g Fett (10 %), 181 kcal (18 %).

Abendessen:
2 Stück Schwarzbrot, 20 g Wurst, 1 Essiggurke, 1 Schälchen Erdbeeren.
Nährwert: 37 g Kohlenhydrate (30 %), 5,1 g Protein (36 %), 7,2 g Fett (18,5 %), 233 kcal (23 %).

Spaß im Essalltag

„Mein Kind hat schon Spaß am Essen, aber nur an Süßigkeiten und seinen Lieblingsspeisen. Das kann ich nicht so gut akzeptieren", sagt eine Mutter in einer Diskussionsrunde über die Ernährung von Zweijährigen. Eine andere fügt hinzu: „Das Kind über sein Essen selbst bestimmen zu lassen ist ja in Ordnung, aber ein Kind braucht doch auch Grenzen!"

Die Angst, von ihrem Kind manipuliert zu werden, ist bei vielen Eltern riesengroß. Dabei kann es schon mal passieren, dass etwas zu schwarzweiß gemalt wird. Es ist unbestritten, dass ein Kind nicht immer wählen kann, was es denn heute essen möchte. Wie sollte sonst ein Mittagstisch mit drei Kindern und zwei Erwachsenen funktionieren?

Grenzen geben Halt, können aber auch einengen. Es ist wichtig, dass eine Familie Regeln und Rituale kennt, auch bei den Mahlzeiten und der Ernährung. Doch innerhalb dieser Grenzen muss Raum für das Kind bleiben, um seinen Instinkt zu entwickeln. Daher nochmals die goldene Regel der Kinderernährung: **Die Eltern bestimmen, was auf den Tisch kommt, die Kinder bestimmen, wie viel sie davon essen wollen.** Die Eltern sollen das Angebot bestimmen, auch was Süßigkeiten betrifft. Innerhalb dieses Angebotes kann sich schon das kleine Kind aussuchen, was und wie viel es essen will.

Was spricht dagegen, wenn die kleine Lena zum Frühstück Cornflakes mit Schokomilch und Banane isst? Wenn Julian zum Abendessen Wurstbrot mit Essiggurke und ein Schälchen Erdbeeren verzehrt? Oder wenn Alina am Nachmittag zwei Vollkornkekse mit Apfelstückchen verschlingt? Es sind vielleicht nicht gerade die bevorzugten Mahlzeiten der Eltern, doch die meisten Kinder lieben sie und sie decken den Nährstoffbedarf der Kleinen nicht schlecht (☞ Kasten).

Wir essen, um zu leben, und nicht umgekehrt! Essen – vor allem auch gesundes Essen – ist nicht Selbstzweck, sondern macht Spaß. Eine entspannte Atmosphäre am Familientisch und Essrituale können viel dazu beitragen und die Freude am Essen wecken. Ein Lied oder ein Gebet vor dem Essen, ein freundliches „Guten Appetit" zu Beginn der Mahlzeit können gerade kleine Kinder aufs Essen einstimmen. Belastende Gespräche, Streit und Kämpfe gehören nur in absoluten Ausnahmefällen an den Familientisch. Besser werden sie an einem anderen Ort zu einem anderen Zeitpunkt ausgetragen. Denn

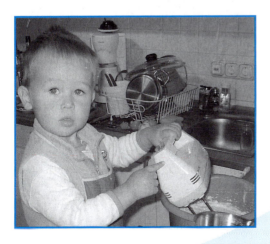

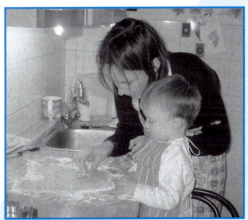

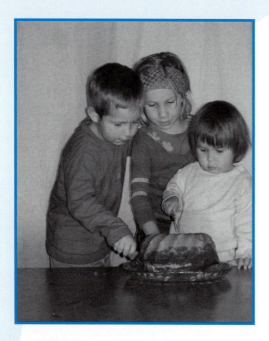

zu sein scheint, desto eher findet das Kind zu einem vielseitigen Speiseplan zurück.

Es gab es eine kurze Phase von zwei Wochen, in der sich die einjährige Lea beinahe ausschließlich von Brot, Salatsauce, Käsewürfeln und Wurst ernährte. Ihr Vater prägte den Satz: „Besser, Lea isst Wurst und Käse, als keinen Haferbrei!"

Kinder an den Herd!
Gute Gefühle entstehen auch, wenn schon ganz kleine Kinder kochen helfen dürfen. Ein Zweijähriges kann durchaus einen vernünftigen Menüvorschlag machen. Eltern und Kind können gemeinsam die Zutaten einkaufen und dann (schon mit kleinen Kindern) gemeinsam kochen. Mit Begeisterung rühren die Kleinen in der Schüssel, wenn Mama Salatsauce zubereitet, helfen beim Salat mit, waschen und schnippeln Paprikastückchen. Wobei das eine oder andere direkt im kleinen Mündchen verschwindet.

Mit acht Monaten saß Lukas im Hochstuhl neben dem Herd und sah zu, wie Mama kochte. Mit einem Jahr durfte er sogar unter sorgfältiger Aufsicht auf der (sehr großen) Küchenabdeckung sitzen und in der Pfanne rühren. Mama achtete darauf, dass er sich nicht verbrannte. Sie brauchte zwar etwas mehr Zeit beim Kochen, aber Lukas genoss die „Arbeit" mit dem Essen. Mit vier briet Lukas sich unter Aufsicht seiner Mama sein erstes Spiegelei und mit fünf war er fähig, einfache Gerichte wie Nudelsuppe mit sehr wenig Hilfe von Mama zu kochen.

eine schöne, fröhliche Atmosphäre bei den gemeinsamen Mahlzeiten ist wohl eine der besten Möglichkeiten, Essen mit guten Gefühlen zu verbinden.

Achten Eltern jedoch dauernd ängstlich darauf, ob das Kind genug isst, sich gesund ernährt und nicht kleckert, werden die Mahlzeiten mit negativen Gefühlen besetzt. Essen wird im schlimmsten Fall zum Kampfplatz. Eltern lassen lieber mal „fünf gerade sein". Wenn sie es sind, die die Verantwortung für das Angebot übernehmen, haben sie ein machtvolles Instrument in der Hand, die Ernährung der Kinder sanft zu steuern. Sie gestalten den Speiseplan, das Kind wählt daraus seine Mahlzeiten aus. Doch je mehr Aufhebens sie um das Essen machen, desto interessanter wird es, diese Grenzen auszutesten, und desto eher kann ein Kampf entstehen. Je gelassener jedoch die Eltern das kindliche Essverhalten nehmen, auch wenn es eine Phase gibt, in der gesunde Ernährung ein Fremdwort

Damit ein Kind Freude am Essen entwickelt, braucht es eine Atmosphäre, in der sich die ganze Familie wohl fühlt. Diese kann jede Familie selbst schaffen, indem Eltern den individuellen Weg zur Ernährung ihrer Familie gehen.

6 Familienrezepte und ihre Abänderung für kleine Esser

Isst das Kind am Familientisch mit, gibt es für die Köchin oder den Koch wesentlich weniger Arbeit, als wenn Eltern die Mahlzeiten für den Nachwuchs separat zubereiten. Die lieben Kleinen brauchen keine speziellen Mahlzeiten mehr. Es gibt nur wenige Dinge zu beachten, damit aus einem Menü für Erwachsene oder größere Kinder eine geeignete Mahlzeit für das Kleinste entsteht:

- ❀ Speisen nicht zu stark salzen. Nudelwasser darf selbstverständlich gesalzen und dem Reis oder dem Gemüse etwas Brühe beigegeben werden. Aber bitte nur sehr wenig! Die Erwachsenen können am Tisch nachsalzen.
- ❀ Keine zu scharfen Gerichte, die meisten Kinder haben eine natürliche Abneigung dagegen.
- ❀ Blähende Lebensmittel (Hülsenfrüchte wie Linsen, Sojabohnen, Bohnen, Erbsen, aber auch Kohl, Zwiebeln und Knoblauch) langsam einführen. Hier gibt es große individuelle Unterschiede: Manche Kinder vertragen Hülsenfrüchte, Zwiebeln und Knoblauch ganz gut, andere klagen nachher über Bauchweh. Zwiebel lässt sich häufig durch Porree ersetzen. Alternative für Zwiebel- und Knoblauchliebhaber: Gewürze in Pulverform verwenden. Häufig wird das besser vertragen.
- ❀ Nicht zu fett kochen, aber das gilt für die gesamte Familienkost. Fette Speisen liegen dem kleinen Kind schwer im Magen.
- ❀ Zwischenmahlzeiten anbieten. Regelmäßige Mahlzeiten sind für ein kleines Kind wichtig: es braucht vier bis fünf (kleine) Mahlzeiten. Kinder sind die geborenen Snacker und brauchen häufige Mahlzeiten, weil ihr Magen noch keine großen Mengen verarbeiten kann. Eltern vergessen dies oft, weil sie selbst nur zwei bis drei Hauptmahlzeiten essen. Doch schlechte Laune bei einem Kleinkind kann vom Hunger kommen. Zumal kleine Kinder sich noch nicht so gut mit Worten verständigen können. Knabberkost (Früchte, Karotten, Brot, Reiswaffeln) kann Wunder wirken und die Laune schlagartig verbessern.

Im Alltag bleibt meist nicht genügend Zeit, um für jedes Familienmitglied ein eigenes Menü zu kochen. Mit nicht allzu großem Kochaufwand sollte in relativ kurzer Zeit ein Essen pünktlich auf dem Tisch stehen, die großen Kinder stürmen nach der Schule hungrig in die Wohnung und Papa hat vielleicht nur eine kurze Mittagspause. Das Baby schreit ausgerechnet dann, wenn Mama in der Küche steht, und der zweijährige Wirbelwind möchte beim Kochen helfen.

Deshalb sind die folgenden Menüvorschläge einfach zuzubereiten. Sie beschäftigen die Köchin höchstens eine halbe Stunde in der Küche. Die Kinder können mithelfen. Mit wenigen Handgriffen lässt sich das Mahl an die verschiedenen Altersbedürfnisse anpassen. Dass diese Mahlzeiten zudem gut schmecken und gesund sind, versteht sich von selbst.

Kochen ist die Leidenschaft vieler Kinder. Sobald sie den ersten Geburtstag hinter sich haben, sitzen sie im Hochstuhl vor dem Herd und rühren in der Pfanne. Wenige Monate später schneiden sie weiches Gemüse klein und leeren den Reis in die Pfanne. Sie helfen den Salat zu waschen und die Sauce zu rühren. Kochen kann eine wertvolle halbe Stunde sein, in der Mama oder Papa und Kinder zusammen etwas machen, zusammen eine Mahlzeit auf den Tisch zaubern. Erstaunlicherweise ergibt sich nicht einmal eine große Mehrarbeit und die Kinder lernen schnell, recht sauber zu arbeiten.

Wenn die zahlreichen Rezepte in Kochbüchern und Zeitschriften nach den oben stehenden Grundsätzen abgeändert werden, entsteht immer ein prima Essen für die ganze Familie.

Rezepte für die ganze Familie

Alle Mengenangaben in den unten stehenden Rezepten reichen für eine Familie mit zwei Erwachsenen und zwei bis drei kleinen Essern.

🍴 Nudeln mit roter, grüner oder oranger Sauce

Ca. 500 g Vollkornnudeln aus Hartweizengrieß

Rote Sauce
Zutaten:
1 EL Olivenöl
1/2 klein geschnittene Zwiebel (wenn das Kind es verträgt)
1 gepresste Knoblauchzehe (wenn das Kind es verträgt)
400 g klein geschnittene Tomaten oder eine Dose geschälte Tomaten
Salz, Pfeffer und Kräuter (Basilikum, Rosmarin, Oregano)
100 ml Sahne oder Sojarahm

Zubereitung: Zwiebel und Knoblauch im Öl andünsten; Tomaten, wenig Salz und Pfeffer dazugeben und auf kleiner Stufe köcheln, im Idealfall, bis etwas Öl obenauf schwimmt. Kräuter und Sahne dazugeben und nur noch erwärmen. Sauce fein pürieren. Falls die Familie Zwiebeln und Knoblauch nicht verträgt, eventuell als getrocknetes Gewürz zugeben. Dieses wird häufig besser vertragen.

Grüne Sauce
Zutaten:
1 EL Olivenöl
1 klein geschnittene Zwiebel (wenn das Kind es verträgt)
2 gepresste Knoblauchzehen (wenn das Kind es verträgt)
300 g Spinat (frisch oder tiefgekühlt, dann aber möglichst ungewürzt)
Salz, Pfeffer
100 ml Sahne oder Sojarahm

Zubereitung: Zwiebel im Öl dünsten, Spinat kurz mitdünsten, danach mit wenig Wasser ablöschen; Knoblauch dazupressen und sparsam würzen. Auf kleiner Stufe kochen, bis der Spinat weich ist, Sahne dazugeben und pürieren. Eventuell nochmals kurz erwärmen, aber nicht kochen.

Orange Sauce
Zutaten:
1 EL Olivenöl
4 Karotten, in Scheiben geschnitten
1 kleiner Blumenkohl, in Röschen zerlegt
1 Fenchel, klein geschnitten
100 ml schwache Brühe
100 g Gorgonzola (italienischer Käse)
2 EL Sahne oder Sojarahm

Zubereitung: Karotten, Blumenkohl und Fenchel im Öl andünsten und Brühe dazugeben. Das Gemüse auf mittlerer Stufe schön weich kochen und pürieren. Dann den Gorgonzola dazuschmelzen, anschließend die Sahne dazugeben und nur noch erwärmen.

Achten Sie bei allen Saucen darauf, dass sie so lange kochen, bis Zwiebel und Knoblauch, aber auch das andere Gemüse schön weich sind. Die orange Sauce ist sehr mild und eignet sich bestens auch schon für Babys von neun Monaten. Ersetzen Sie dann die Brühe durch Wasser und salzen Sie bei Tisch für die Erwachsenen und größeren Kinder nach.

Nach Belieben 50 g Reibkäse dazu servieren.

Rezepte für die ganze Familie

🍴 Gemüserisotto

Zutaten:
1 EL Olivenöl
1/2 Zwiebel (wenn das Kind es verträgt)
1 Stange Lauch (Porree) in Scheibchen geschnitten
2 geraspelte Karotten
1/2 Blumenkohl, in Röschen zerlegt
1 Broccoli, in Röschen zerlegt
1 klein geschnittener Fenchel
2 Tassen Vollkornreis
Salz
50 g Reibkäse

Zubereitung: Gemüse im Öl andünsten, Reis dazugeben und mit 4 Tassen Wasser ablöschen. Nicht salzen (der Reis wird sonst nicht weich). Aufkochen und 45–60 Minuten auf kleiner Stufe köcheln lassen. Am Tisch für Erwachsene und größere Kinder nachsalzen. Mit Reibkäse servieren.
Schneller Tipp:
Wasser nur aufkochen, die Herdplatte abstellen und den Reis auf der erkaltenden Platte eine Stunde lang quellen lassen. Anschließend nochmals kurz erwärmen.

🍴 Pellkartoffeln mit Erdbeer-Quark, Käse und Früchten

Zutaten:
1 kg Kartoffeln
150 g Käse (verschiedene Sorten)
100 g Magerquark
2 EL Erdbeer-Konfitüre
400 g Saisonfrüchte (Melone, Kirschen, Kiwi, Äpfel, Bananen)

Zubereitung: Die Kartoffeln in der Schale weich kochen und so servieren. Verschiedene Sorten Käse auf den Tisch stellen. Quark und Erdbeer-Konfitüre mischen und ebenfalls auftischen. Früchte in mundgerechte Stücke schneiden und schön anrichten.

🍴 Griechischer Salat

Zutaten:
1 kleiner Kopfsalat oder Eisbergsalat
1 Gurke
4 Tomaten
1 gelbe Paprika
50 g Feta (griechischer Schafsmilchkäse)
8 Oliven
1 TL milder Senf
2 EL Aceto balsamico
2 EL Olivenöl
Kräuter

Zubereitung: Senf, Essig, Öl und Kräuter zu einer Sauce zusammenrühren; Kopfsalat waschen und in kleine Blätter zupfen; Gurke schälen und klein schneiden; Paprika und Tomaten ebenfalls klein schneiden; alles mit der Sauce mischen. Feta in Würfel schneiden und mit den Oliven darüber streuen.
Tipp: Kleine Kinder können die Kopfsalatblätter vielleicht noch nicht so gut kauen. Sie dürfen sich dann Tomaten-, Gurken-, Paprika- und Käsestückchen heraussuchen.

🍴 Salat mit Äpfeln und Rosinen

Zutaten:
1 Römersalat oder Kopfsalat
2 Äpfel
2 EL Rosinen
2 EL grob zerhackte Haselnüsse
1 TL Senf
2 EL milder Essig
2 EL Rapsöl

Zubereitung: Senf, Essig und Öl zu einer Sauce rühren. Bei den Äpfeln Kerngehäuse entfernen und klein schneiden, sofort mit der Sauce mischen. Römersalat in Streifen schneiden oder Kopfsalat in kleine Stücke zupfen und mit Äpfeln und Sauce mischen. Rosinen und Nüsse darüber streuen.

6 Familienrezepte und ihre Abänderung für kleine Esser

🍴 Hühnchen-Paprika-Reistopf

Zutaten:
1 EL Erdnussöl
200 g Hühnchengeschnetzeltes
1 Zwiebel (wenn das Kind es verträgt)
2 rote Paprika
2 Tassen Reis
4 Tassen schwache Brühe
4 Bananen
1 EL Kokosfett
2 EL Kokosflocken
verschiedene Gewürze (mildes Curry, Paprika, Knoblauchsalz, Cayennepfeffer und Sojasauce)

Zubereitung: Hähnchenfleisch im Erdnussöl anbraten; Hitze reduzieren und Zwiebel und Paprika mitdünsten; Reis dazugeben und mit Brühe ablöschen. Aufkochen und anschließend auf kleinem Feuer 20 Minuten köcheln. In einer beschichteten Pfanne Kokosfett erhitzen, Bananen klein schneiden und bei mittlerer Hitze braten, bis sie schön weich sind, aber noch nicht zerfallen. Kokosflocken mit den Bananen mischen und zum Reis servieren. Gewürze auf den Tisch stellen, so kann sich jeder je nach Alter und Vorliebe sein Reisgericht selbst würzen. Karottensalat dazu servieren.

🍴 Ofenkartoffeln

Zutaten:
1 kg Kartoffeln
5 Karotten
3 EL Olivenöl
1 TL Salz

Zubereitung: Ofen auf 200 °C vorheizen; Kartoffeln und Karotten waschen und halbieren, große Kartoffeln in Scheiben schneiden. Öl mit Salz vermischen und Kartoffeln und Karotten damit bestreichen und auf ein Backblech mit Backpapier legen. In den Ofen schieben und 30 Minuten backen.

Ein wunderbares Rezept, bei dem schon ganz kleine Kinder mitkochen können. Sie malen die Kartoffeln voller Hingabe mit Fett an. Schnelle Variante für Mama und Papa: Backblech einfetten, Kartoffeln darauf legen und Oberseite anmalen. Ofenkartoffeln sind eine gesunde, fettarme Variante von Pommes. Falls sehr kleine Kinder mitessen, erst am Tisch für Erwachsene und größere Kinder nachsalzen.
Tipp: Ofenkartoffeln als Beilage servieren oder mit einer Quarksauce und einem Salat als Hauptmahlzeit.
Erweiterung: 2 Hühnerbeine mit wenig Salz und Paprika würzen und zusammen mit den Kartoffeln und Karotten im Ofen backen.

🍴 Maisauflauf

Zutaten:
200 g Maisgrieß (Polenta)
2 Karotten
1 Kohlrabi
1 Fenchel
1 Broccoli
40 ml schwache Brühe
150 ml Sauerrahm
50 g Reibkäse

Zubereitung: Gemüse klein schneiden und in Auflaufform verteilen; Polenta und Brühe darüber leeren; im Ofen bei 200 °C 30 Minuten backen. Sauerrahm mit Reibkäse vermischen und darüber streichen. 10 Minuten fertig backen und eine Viertelstunde im abgeschalteten Ofen quellen lassen. Dazu einen Salat servieren.

Weitere Rezepte finden Sie ➢ online.

7 Besondere Situationen und Probleme mit kleinen Essern

Immer wieder gibt es Situationen, in denen sich Eltern Sorgen machen – auch in Bezug auf das Essen. Sei es, dass das Kind zierlich oder eher dick ist, sei es, dass es krank ist oder eine Allergie entwickelt. In diesen Situationen hilft es, zu wissen, worauf nun beim Essen zu achten ist. Eltern können dann das Problem einordnen und entscheiden, wann sie professionelle Hilfe in Anspruch nehmen sollen oder müssen.

7.1 Mit Baby unterwegs

Die meisten Babys und Kleinkinder entwickeln irgendwann einen Wach-Schlaf-Spiel-Ess-Rhythmus. Wird dieser unterbrochen, so tun sich viele Kleinkinder schwer mit der Umstellung. Deshalb ist es von Vorteil, wenn sich bei größeren Ausflügen und Urlaubsreisen nicht auch noch das Speiseangebot völlig ändert.

Bei einem ausschließlich gestillten Kind ist das meist kein Problem, solange Mama (und die Milch aus Mamas Brust) mit dabei ist. Bei etwas älteren Kindern wird es schwieriger. Doch mit etwas Fantasie ist auch dieses Problem lösbar.

Es kommt natürlich darauf an, wie lange man unterwegs ist. Für einen oder zwei Tag lässt sich selbst zubereiteter Brei tiefgekühlt mitnehmen, sofern am Zielort ein Kühlschrank zur Verfügung steht. Isst das Kind normalerweise Fertigbrei oder Bananenbrei, dann lässt sich die gewohnte Nahrung ohnehin leicht mitnehmen.

Urlaubsreisen erfordern einen größeren Aufwand. Je nach Zielort kann es einfach oder auch unmöglich sein, die gewohnte Kost mitzunehmen. Fährt eine Familie mit dem Auto zur Ferienwohnung, kann sie möglicherweise selbst hergestellten Brei tiefgekühlt mitnehmen, falls ein Tiefkühlgerät oder zumindest ein Tiefkühlfach in der Ferienwohnung steht. Es gibt auch Eltern, die den Dampfkochtopf mit in die Ferienwohnung nehmen und dort den gewohnten Brei aus frischen Zutaten herstellen.

Kann der gewohnte Brei weder mitgenommen noch im Urlaubsort gekocht werden, dann lohnt es sich, schon zu Hause eine Alternative zu tes-

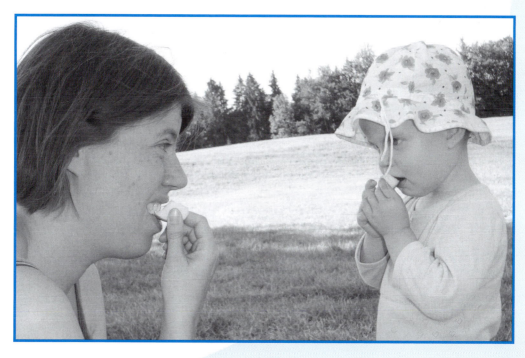

7 Besondere Situationen und Probleme mit kleinen Essern

ten. Vielleicht kann ein Früchtebrei neu eingeführt werden, oder dem Kind schmeckt einer der Fertigbreie aus dem Supermarkt. Es lohnt sich, vor dem Kauf die Zutatenliste zu studieren, um sicherzustellen, dass das Baby nicht mit vielen neuen Zutaten konfrontiert wird (☞ 3.4).

Es kann sein, dass ein gestilltes Baby in den Wochen des Urlaubs wieder häufiger an der Brust trinken will. Dies ist für eine gewisse Zeit in Ordnung, wenn es auch für die Mutter stimmt. Das Kind bekommt dabei hochwertige Nahrung und erholt sich an der Brust von den vielen neuen Eindrücken.

Vielleicht isst ein Baby während der Urlaubsreise von einigen wenigen Lebensmitteln, die es mag, die schnell zur Hand sind und keinen Kochaufwand erfordern, mehr als sonst. Zum Beispiel Reiswaffeln, Brot, Bananen, Beeren, Melone oder andere Fruchtstückchen. Für einige Wochen ist das vollkommen in Ordnung.

Und vielleicht macht ein schon etwas größeres Baby einen Entwicklungsschritt Richtung Erwachsenenkost. Dann sind die Grundsätze aus Kapitel 6 angesagt.

Wie auch immer: Urlaub ist eine Ausnahmesituation und darf dies auch beim Essen sein. Ein schlechtes Gewissen ist überflüssig. Ein gesundes Kind verhungert auch im Urlaub nicht. Es nimmt keinen Schaden, wenn es sich für einige wenige Wochen nicht ganz ausgewogen ernährt!

7.2 Krankes Kind

Bei Fieber, Husten, Darmgrippe, Ohrentzündung und anderen Krankheiten essen Kinder meist plötzlich weniger. Wird das Kind noch gestillt, will es häufiger an der Brust trinken und das ist gut so. Denn bei Fieber oder Brechdurchfall geht viel Flüssigkeit verloren. Stillen gleicht diesen Flüssigkeitsverlust aus, zusätzliche Flüssigkeit ist in den wenigsten Fällen erforderlich. Wenn doch, sind isotonische (Sport-)Getränke ideal

(Zeichen der Dehydratation ☞ 7.3). Stillen stillt zudem den Hunger und tröstet.

Selbst ältere gestillte Kinder verlangen meist öfter nach der Brust, wenn sie krank sind. Es kann sogar sein, dass sie sich wieder ausschließlich von Muttermilch ernähren. Dabei bekommen sie gleich eine große Portion Immunstoffe, die sie bei der Abwehr der Krankheitskeime gut gebrauchen können. Werden die Kinder häufiger angelegt, produziert die Brust bald wieder so viel Milch, dass das Kind davon satt wird. Sobald die Krankheit ausgestanden ist, kehrt das Kind zu den alten Essgewohnheiten zurück. Die Milch der Mutter geht wieder zurück.

Nicht gestillte Kinder essen während der Krankheit häufig deutlich weniger. Sie brauchen jetzt genügend zu trinken und leichte Kost, wie beispielsweise Brühe oder Karottenbrei. Nach überstandener Krankheit drängt sich vielleicht eine spezielle Kost auf, um langsam wieder mit fester Nahrung zu beginnen. Der Instinkt der Kinder funktioniert auch da meist gut. Dürfen die Kinder bestimmen, was und wie viel sie essen möchten, dann wählen sie meist die Nahrungsmittel aus, die ihnen bekommen.

7.3 Durchfall, Erbrechen und Verstopfung

Durchfall und Erbrechen

Um es gleich vorwegzunehmen: Wir sprechen hier von „normalem" Durchfall, einer vorübergehenden Magen-Darm-Erkrankung, die alle Menschen hin und wieder trifft und meist harmlos ist. Chronischer Durchfall ist immer ein Zeichen einer ernsten Erkrankung, beispielsweise einer Allergie, und gehört in die Hände eines Arztes.

Muttermilchstuhl ist meist gelblich und riecht säuerlich, aber nicht unangenehm, und ist dünner als der Stuhl von Flaschenkindern. Wird er

Durchfall und Allergien

Nicht selten ist chronischer Durchfall ein Allergieanzeichen. Deshalb ist es wichtig, dass Eltern auf den Stuhl ihres Kindes achten, wenn dieses ein neues Lebensmittel isst. Reagiert das Kind allergisch, bekommt der Stuhl häufig eine andere Farbe, vielleicht wird er grünlich, ist wässrig und riecht schlecht.

Kommt pro Woche nur ein neues Nahrungsmittel auf den Teller des Babys und wird der Stuhl in dieser Zeit der neuen Nahrungsmittel beobachtet, lässt sich die Ursache des Durchfalls oft schnell feststellen. Wird das Allergie auslösende Nahrungsmittel früh erkannt, kann es bis zum ersten Geburtstag vom Speiseplan des Babys gestrichen werden.

7.3 Durchfall, Erbrechen und Verstopfung

plötzlich wässrig, grünlich und riecht schlecht und hat das Kind häufiger eine volle Windel, ist zu befürchten, dass es unter Durchfall leidet.

Der „normale" Stuhl von Kindern, die schon Beikost genießen, ist meist fest. Wird er plötzlich deutlich dünner, ohne dass das Kind wieder deutlich mehr an der Brust getrunken hat, dann leidet das Baby unter Durchfall.

Brechdurchfall ist für ein kleines Kind eine ernsthafte Erkrankung und gehört in die Hände eines Arztes. Denn wenn das Kleinkind durch Erbrechen und mit dem Stuhl innerhalb kurzer Zeit viel Flüssigkeit verliert, kann das im Extremfall lebensgefährlich sein.

Häufig sind Infektionskrankheiten die Ursache von Erbrechen und Durchfall. Meist machen betroffene Kinder instinktiv das Richtige – sie hören auf zu essen. Kinder, die noch gestillt werden, kehren häufiger an Mamas Brust zurück und ernähren sich für einige Tage wieder ausschließlich von Muttermilch. Diese kann das Kind häufig als einziges Nahrungsmittel im Magen behalten.

Barbara erzählt: „Ich habe Samuel mit knapp einem Jahr abgestillt, weil er unter heftigem Brechdurchfall litt. Der Arzt riet mir, ihm während dreier Tage nur noch elektrolytische Getränke zu geben und ihn nicht mehr zu stillen. Danach wollte er nicht mehr an der Brust trinken."

Der Ratschlag dieses Kinderarztes ist zu bedauern. Denn erwiesenermaßen wird Muttermilch bei Brechdurchfall am besten vertragen. Auch ist es selten sinnvoll, einem Baby während des Ausnahmezustands Krankheit eine neue Nahrung anzubieten. Häufiges kurzes Stillen hilft, die Flüssigkeit im Magen zu behalten. Stillen schenkt dem kranken Kind zudem Trost.

Ein an Durchfall leidendes Kind muss viel trinken. Wird es nicht gestillt, sind isotonische Sportgetränke ideal. Denn auch Sportler müssen bei einem Wettkampf unter extremen Bedingungen möglichst schnell möglichst viel Flüssigkeit aufnehmen. Ein Sportgetränk ist isotonisch, das heißt, es hat dieselbe Mineralstoff-Konzentration wie Blut und passiert den Magen deshalb besonders schnell und einfach und wird vom Körper gut aufgenommen. Auch enthält ein Sportgetränk genau jene Mineralstoffe, welche jetzt wichtig sind, nämlich Natrium, Chlorid, Kalium und Magnesium. Und es enthält Traubenzucker und andere Zuckerarten, die den kranken, schwachen Körper schnell mit Energie versorgen. Ein Sportgetränk steht einem elektrolytischen Getränk aus der Apotheke in nichts nach, schmeckt aber den meisten Kindern besser.

Es hat sich wirklich bewährt, einem magendarm-kranken Kind eine (Sport-)Flasche mit (süßem) Sportgetränk in die Hand zu drücken und darauf zu achten, dass es regelmäßig, alle zehn Minuten, einige Schlucke daraus trinkt. Die meisten kleinen Patienten lieben diese Medizin. Für ein bis zwei Tage ist das Kind damit bestens ernährt. Natürlich müssen Eltern auch bei diesen Kindern darauf achten, dass sie keine Anzeichen der Dehydratation zeigen.

Ist das Schlimmste überstanden, beginnt ein langsamer Wiederaufbau der Nahrungsaufnahme. Meist können Kinder diesen instinktiv recht gut selbst lenken. Eltern dürfen sich weitgehend von den Gelüsten ihrer Kleinen leiten lassen. Ein Vater erzählt beispielsweise, dass er immer Pommes aus der Imbissbude nach Hause bringen muss, wenn seine Kinder von einer Magen-Darm-Grippe gesunden. Etwas konventioneller sind Brühe (enthält Salz, das verloren gegangen ist), Kartoffel-Karotten-Brei (ausnahmsweise leicht salzen) und Zwieback. Selbstverständlich essen Kinder bei den ersten Mahlzeiten nach der Krankheit keine Riesenmengen. Doch nach wenigen Tagen sind wieder die Ernährungsgewohnheiten aktuell, die vor der Erkrankung vorherrschten.

Anzeichen der Dehydratation (Austrocknung)

- ❋ Trockener Mund und trockene Lippen
- ❋ Länger als sechs bis zwölf Stunden keine nasse Windel
- ❋ Apathie (Teilnahmslosigkeit)
- ❋ Hautfalte bleibt stehen (zum Test etwas Haut am Arm in die Höhe ziehen: Wenn sich die Stelle nicht sofort wieder glättet, ist das Kind dehydriert)
- ❋ Eingefallene Augen
- ❋ Erhöhter Puls
- ❋ Bei Kleinkindern eingefallene Fontanelle

Ein dehydriertes Kind schwebt in Lebensgefahr und gehört **sofort** in ärztliche Obhut!

Verstopfung

Verstopfung kann ein Baby quälen. Es bekommt Bauchweh und weint, wenn es harten Stuhl hat. Häufig machen sich Eltern aber zu früh Sorgen, ihr Baby könnte unter Verstopfung leiden. Bei ausschließlich gestillten Säuglingen ist dies praktisch nie der Fall, auch wenn das Baby manchmal eine Woche lang keinen Stuhlgang hat. Dafür kommt dann eine entsprechend größere Menge. „Ich konnte Marius dann nur noch an den Ohren halten und sofort in die Badewanne stecken!", erzählt eine Mutter scherzend von ihrem Erstgeborenen, der nur einmal die Woche eine volle Windel hatte. Bei richtiger Verstopfung ist der Stuhl hart und plagt das Kind. Dies ist bei gestillten Kindern fast nie der Fall.

Beginnt das Kind dann zu essen, kann sich das ändern, auch wenn es seltener Probleme gibt, wenn am Anfang nur kleine Portionen Brei gefüttert werden. Bei Verstopfung sollten die Babys besser keine Banane und keinen rohen Apfel bekommen, stattdessen Apfelmus, Aprikosenkompott oder eingeweichte Trockenpflaumen, die fein zerdrückt werden können. Reiswaffeln, Vollkornflocken, Vollkornzwieback, Vollkornbrot sowie Vollkornnudeln und Vollkornreis enthalten viele Ballaststoffe, welche die Verdauung fördern. Diese Gerichte sind deshalb für die Babys geeignet, die schon über die Phase der allerersten Breie hinaus sind. Wenn das Kind größere Mengen Vollkornprodukte isst, ist es wichtig, dass es genügend trinkt, damit die Faserstoffe quellen können.

Lilly hatte als Baby bis zu sechsmal Stuhlgang; von Verstopfung konnte keine Rede sein, bis sie mit sieben Monaten ihr erstes Bananen-Apfel-Mus bekam. Vier Tage lang lief überhaupt nichts Sichtbares im Darm ab, und die Kleine begann unter Bauchschmerzen zu leiden. Dann endlich kam der Stuhl – in großen Mengen. In Zukunft gab es den Bananenbrei mit gekochtem Apfelmus. Lilly hatte nie mehr Verstopfung. ■

7.4 Wählerische Esser

Auch wenn Babys anfangs keine Abwechslung brauchen, ist es ratsam, nach und nach – je nach Saison – verschiedene Sorten Obst und Gemüse einzuführen. Denn erstens ist es eine Bereicherung, wenn ein Kind die verschiedenen Geschmacksrichtungen und Gerüche kennen lernt,

Wundsein

Es gibt Kinder, die leiden von Geburt an unter einem roten, wunden Po, der manchmal sogar blutige Stellen aufweist und sehr schmerzen kann. Doch viele Babys erleben das erste Wundsein dann, wenn sie beginnen, feste Nahrung zu essen. Nicht selten brechen gleichzeitig die Zähne durch und werden von wundem Po begleitet. Wundsein kann also verschiedene Ursachen haben. Auch Soor, eine Pilzerkrankung, kann einen wunden Po verursachen. Bevor Eltern ein Nahrungsmittel weglassen, müssen sie folgende Faktoren als Ursache ausschließen: (Neue) parfümierte Fertigwindeln, Waschmittelrückstände in Stoffwindeln, Seifen, Cremes und andere Pflegemittel, Zahnen, Soor.

Ist keiner der oben genannten Punkte als Ursache zu erkennen, überlegen sich Eltern am besten, was das Baby in letzter Zeit gegessen hat. Viele Kinder reagieren beispielsweise auf Nüsse, Schokolade, Säfte, Früchte sowie bestimmte Konservierungsmittel und Stabilisatoren. Der mögliche Verursacher des Wundseins wird dann für eine Woche aus dem Speiseplan gestrichen. In dieser Zeit sollte sich der Po des Babys erholen. Gibt es sofort einen Rückfall, wenn das Baby das betreffende Lebensmittel wieder isst, ist der Auslöser erkannt. Dann wird das betreffende Lebensmittel besser bis zum ersten Geburtstag vom Speiseplan gestrichen.

Wundsein und Allergien: Wundsein kann Zeichen einer Allergie sein, muss es aber nicht. Reagiert ein Baby beispielsweise immer wieder mit einem wunden Po auf Apfelsaft, heißt das nicht, dass es auf Apfelsaft oder sogar Äpfel allergisch reagiert. Mit größerer Wahrscheinlichkeit verursacht die Säure den wunden Po. Vielleicht kann der Saft stärker verdünnt werden, oder es ist wirklich besser, noch einige Monate darauf zu verzichten. In sehr vielen Fällen löst sich das Problem mit dem wunden Po in dem Moment, in dem das Kind die Windeln ablegt. Bleibt der Po trotzdem wund, ist es sehr wahrscheinlich, dass das Kind an einer Allergie leidet.

zweitens gibt es viele (heimische) Obst- und Gemüsesorten nicht das ganze Jahr auf dem Markt, und drittens ist es von Vorteil, wenn sich ein Kind von klein auf an einen vielseitigen Speiseplan gewöhnt. Ein Baby kann und soll jedoch nicht zu Abwechslung gezwungen werden, wenn es mit dem gewohnten Brei zufriedener ist und die neue Speise ablehnt. Eine gewisse Abneigung gegen neue Speisen ist angeboren. Wenn das Kind später am Familientisch mitisst, ergibt sich Abwechslung von selbst. Schwieriger ist es mit Kindern, die überhaupt kein Obst und Gemüse essen wollen und sich auf wenige Nahrungsmittel beschränken.

Laurin verweigerte sämtliches Gemüse und Obst, bis er vier Jahre alt war. Einzige Ausnahmen: In den Reis konnte seine Mama etwas geraspelte Zucchini und geraspelte Karotten „schmuggeln", und Beeren direkt vom Strauch im Garten verschwanden schnell in seinem Mund. Seine Mutter machte sich ernsthaft Sorgen, ob der Kleine nicht einen Mangel erleiden könne, da er auch sonst sehr einseitig aß. Doch Laurin war gesund und entwickelte sich gut, das bestätigte auch der Kinderarzt. So gab es in dieser Familie einfach zweimal die Woche Gemüsereis und sonst eine möglichst ausgewogene Kost. ■

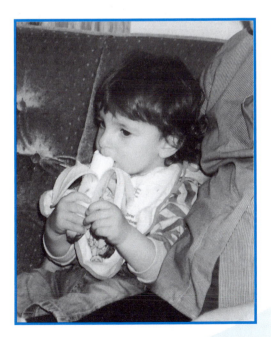

Bei Kindern, die den ersten Geburtstag schon gefeiert haben, und die auf einer sehr einseitigen Kost beharren, ist es nicht einfach, sie gesund zu ernähren. Hier hilft nur viel Gelassenheit und viel Fantasie. Obst wird von Kindern oft akzeptiert, auch wenn sie jegliches Gemüse ablehnen. Auf einer Platte schön angerichtet, in Stückchen geschnitten und vielleicht mit einem Zahnstocher versehen, naschen es auch wählerische Kinder oft ganz gerne. Rohes Knabbergemüse wird während des Kochens häufig genascht, wenn die Kinder beim Herrichten helfen dürfen. Gemüse und Obst kann in Mahlzeiten „versteckt" werden, beispielsweise in einem Eintopf oder Auflauf, oder in einem Apfelkuchen (Kuchen aus Blätterteig, der mit Äpfeln belegt und einem Gemisch aus Eiern, Milch und wenig Zucker übergossen wird). Aber Achtung: Manche Kinder entdecken das kleinste Stückchen Gemüse und klauben es heraus. Möglicherweise hilft es, regelmäßig einen Salat zu Beginn der Mahlzeit zu servieren; werden darüber Rosinen gestreut, essen viele Kinder ihn lieber. Wenn Kleinkinder noch keinen Salat essen können oder mögen, bekommen sie ein Stück Gurke oder eine Karotte in die Hand gedrückt. Nicht zu vergessen ist das Vorbild der Eltern. Greifen diese bei Obst und Gemüse herzhaft zu, finden sie bald Nachahmer in ihren Kindern. Dies gilt natürlich auch, wenn sie sich reichlich an der Keksdose bedienen.

Wichtig ist, dass immer ein ausgewogenes Angebot an vollwertiger Nahrung serviert wird – und dass es dazu keine (süßen) Alternativen gibt. Das Kind kann bestimmen, wovon es wie viel essen möchte – es kann also auch gar nichts essen – doch es gibt keine „Extrawürste". Von Fleisch, Fisch oder Wurst gibt es für jedes Familienmitglied eine Portion, Gemüse und „Beilagen" sind in genügender Menge auf dem Tisch, sodass sich alle satt essen können. Als Zwischenmahlzeit gibt es Obst und Vollkornbrot oder Vollkornkräcker, denn hungern soll das Kind nicht. Mit diesen Maßnahmen gelingt es häufig, das Thema Essen zu entschärfen, denn es ist nicht schön, wenn eine so vergnügliche Sache wie Essen zu einem Kampf und Krampf wird (☞ 5.3).

7.5 Zu dick oder zu dünn?

Das (Ideal-)Gewicht ist ein viel diskutiertes Thema. Jeden Frühling finden sich in den Illustrierten die neuesten Diäten für die Bikinifigur.

7 Besondere Situationen und Probleme mit kleinen Essern

Perzentilen

Der Kinderarzt misst und wiegt bei jedem Besuch das Baby und trägt Gewicht und Größe in die Entwicklungs- und Wachstumskurven ein (☞ online verfügbar). Diese Kurven heißen Perzentilen. Darin wird festgestellt, wie viele Kinder leichter oder größer sind als dieses Baby. Ist das Kind auf der fünfzigsten Gewichts-Perzentile, bedeutet dies, dass die Hälfte aller Kinder schwerer ist und die Hälfte leichter. Liegt das Gewicht auf der siebzigsten Perzentile, sind 70 % der Kinder leichter und 30 % schwerer. Die Norm ist recht breit. Es wird in erster Linie beobachtet, ob ein Kind sich auf seiner „gewohnten" Perzentile hält. Liegt es mit zwei Monaten auf der achtzigsten Perzentile, mit sechs Monaten hingegen auf der zwanzigsten, dann schaut der Arzt genauer hin.

Noch immer arbeiten viele Kinderärzte mit den Entwicklungs- und Wachstumskurven aus dem Jahr 1977. Damals wurde die Mehrzahl der Babys mit der Flasche ernährt. Das ist heute anders, deshalb hat das National Center for Health Statistics (CDC) diese Kurven im Jahr 2000 neu erarbeitet.

Doch auch wenn die Entwicklungs- und Wachstumskurven den heutigen Gegebenheiten angepasst wurden, gibt es zierlichere Kinder, die mit etwa drei Monaten „durch die Perzentilen fallen". Dies ist bei gestillten Kindern nicht selten. Ebenso gibt es dickere Kinder, die jeden Rekord schlagen, ohne später an Übergewicht zu leiden. Beides ist meist normal, auch wenn der Kinderarzt ein Baby außerhalb der Norm genau untersucht, um eine Krankheit auszuschließen. Das Baby braucht keine Diät zu halten. Seine Ernährung benötigt keine besonderen Maßnahmen, wenn ein gesundes Angebot auf den Tisch kommt.

Gleichzeitig leiden immer mehr Jugendliche, vor allem Mädchen, an Magersucht. Selbst ein Baby darf nicht zu dick sein – aber auch nicht zu dünn! Schon Babys werden regelmäßig gewogen, ihr Gewicht wird in den Entwicklungs- und Wachstumskurven eingetragen und mit der Norm verglichen. Dies ist an sich sehr hilfreich, da dadurch Krankheiten frühzeitig erkannt werden können. Doch gleichzeitig entsteht ein Druck, möglichst „normale", gut entwickelte Babys zu haben.

Dass das Gewicht so häufig diskutiert wird, hängt mit mehreren Faktoren zusammen: Zum einen ist inzwischen hierzulande mehr als die Hälfte der Erwachsenen übergewichtig, zum anderen leben wir in einer Überflussgesellschaft. Nahrung in beliebiger Menge ist fast jederzeit verfügbar, und gerade Kalorienbomben aus Fett und Zucker sind, verglichen mit früheren Zeiten, spottbillig. Der Körper des Menschen ist jedoch seit Urzeiten, und auch heute noch, auf den Wechsel von Überfluss und Mangel eingestellt. Für die kargeren Tage – die heutzutage nie kommen – legt sich der Mensch ein Fettdepot an. Beim Essen geht es zudem nicht nur darum, satt zu werden, Essen ist mit vielen Gefühlen gekoppelt (☞ 5.3).

Auch die Angst vor Fehlernährung ihrer Kinder ist ein negatives Gefühl, das Eltern und das ganze Thema Essen belasten kann.

Sind Eltern unsicher, ob sich ihr Kind gesund entwickelt, sprechen sie am besten mit ihrem Arzt. Die Hinweise in diesem Kapitel sind für gesunde Kinder gedacht.

„Spätesser" und „Wenigesser"

Ein Baby, das gut zunimmt, gilt als gesund, etwas „Babyspeck" ist durchaus erwünscht. Daraus scheint zu folgen: Eltern, deren Kinder gut zunehmen, sind gute Eltern. Und jene mit zierlichen

Spätesser

Es gibt Kinder, die sich erst mit acht Monaten oder noch später für feste Kost interessieren (☞ 3.2). Sie sind nicht unbedingt Wenigesser, denn wenn sie dann mit fester Nahrung beginnen, kann es sein, dass sie bald große Mengen verschlingen, sondern Spätesser. Wichtig ist, diesen Kindern die nötige Zeit zu lassen und ihnen jede Woche feste Nahrung anzubieten. So verpassen Eltern den Zeitpunkt nicht, an dem das Baby mit dem Essen beginnen möchte. Gleichzeitig gilt es, das Bedürfnis des Kindes zu respektieren, sich hauptsächlich von Muttermilch zu ernähren. Gesundheitlich ist das kaum ein Problem. Solange das Kind gut gedeiht, etwa fünf nasse Windeln am Tag hat und munter ist, brauchen sich Eltern keine Sorgen zu machen.

7.5 Zu dick oder zu dünn?

Babys? Hat etwa diese Mutter „schlechte" Milch? Oder geben die Eltern dem Kleinen den falschen Brei? Auf jeden Fall machen sich Eltern mit zierlichen Kindern schnell einmal Sorgen, und im schlimmsten Fall kann das Wenigessen zu einem beherrschenden Thema in der Familie werden.

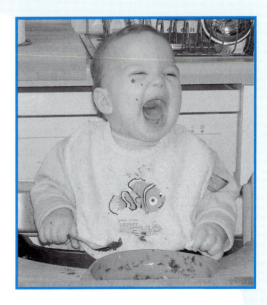

Miriam war in den ersten Monaten ein großes, schweres Baby. In den Entwicklungskurven befand sie sich auf der neunzigsten Perzentile. Dies änderte sich mit drei Monaten, als sie wöchentlich nur noch 90 Gramm zunahm. Doch die regelmäßigen Besuche bei der Kinderärztin und der Mütterberatungsschwester zeigten, dass die Kleine gesund war, nur einfach sehr aktiv, und dass sie sich zu einem zierlichen Mädchen entwickelte.

Die Figur eines Kindes ist zu einem großen Teil vererbt. Es ist zwar nicht so, dass man zwangsläufig aus der Figur der Eltern auf die Figur des Babys schließen kann, aber die Kinder einer Familie haben im Baby- und Kleinkindalter doch recht häufig denselben Größen- und Gewichts-

Ursachenforschung bei kleiner Essmenge

- ❋ Es gibt Babys, die keinen Brei mögen: sie essen lieber Fingerfood (☞ 3.4). Die Mütter klagen dann, ihre Kinder äßen einfach nichts. Sobald sie ihnen jedoch Brot, Vollkornteigwaren, weich gekochte Gemüsestückchen, Bananenstückchen und Ähnliches anbieten, fangen diese Kinder an zu essen.
- ❋ Es gibt Babys, die von ganz klein auf selbst essen wollen.
- ❋ Viel trinken zwischen den Mahlzeiten kann den Appetit verderben. Eine Nuckelflasche schadet zudem den Zähnen (☞ 3.5).
- ❋ Säuglinge brauchen im ersten Jahr keine Abwechslung auf ihrem Menüzettel, das sagten lange Zeit alle Lehrbücher zum Thema Beikost. Doch Kinder halten sich nicht immer an Lehrbücher. Die meisten Babys verwirrt es, wenn ihnen täglich etwas Neues angeboten wird. Aus Sicht der Allergieprävention ist es zudem besser, neue Nahrungsmittel einzeln einzuführen (☞ 3.4). Doch es gibt Kinder, die gerne etwas Neues probieren und Abwechslung schon früh lieben. Aus Sicht der Geschmacksprägung ist dies durchaus vorteilhaft. Wenn das Baby also bisher den Bananenbrei freudig gegessen hat, nun aber plötzlich verweigert, ist vielleicht eine neue Speise angezeigt. Vielleicht hat es den Bananenbrei im Moment über, mag aber in einer Woche durchaus wieder davon essen. Dies gilt insbesondere auch für etwas ältere Kinder, die ihre Vorlieben manchmal auch dauerhaft ändern.
- ❋ Vielleicht isst das Kind weniger, weil es krank ist oder wird oder sich unwohl fühlt. Möglicherweise stoßen die Zähne durch. Vielleicht war in letzter Zeit sehr viel los, das Kind befindet sich in einer neuen Umgebung oder geht seit einigen Tagen in die Krippe und isst deshalb weniger. Hier nützt etwas Geduld, bis sich die Situation wieder normalisiert hat.
- ❋ Kein Mensch isst jeden Tag genau die gleiche Menge, auch Kinder nicht. Im Gegenteil, manchmal essen sie Erwachsenenportionen und Mama hat zu wenig gekocht, zwei Tage später rühren die Kleinen ihr Essen kaum an und es bleiben Berge von Resten übrig.
- ❋ Wenn der Teller des Kindes zu voll geladen ist, können sich Kinder von der großen Menge „erschlagen" fühlen. Schöpfen Sie lieber nach, wenn der Nachwuchs nach dem ersten Teller noch mehr Hunger hat.
- ❋ Vielleicht braucht das Kind nicht mehr Nahrung. Die Essmenge von Menschen ist individuell ganz verschieden – auch bei Babys.

7 Besondere Situationen und Probleme mit kleinen Essern

Wenn das Kind nicht essen will

Weigert sich ein Baby standhaft, zu essen, können Eltern folgende Überlegungen anstellen, um die Situation besser einzuschätzen:

✿ Ist das Baby jünger als ein halbes Jahr, ist es wahrscheinlich einfach noch zu klein für feste Nahrung. Solange es keine deutlichen Anzeichen gibt, dass es essen möchte oder es den Brei sogar verweigert, warten Eltern besser noch einige Wochen, bis sie wieder einen Versuch mit Beikost machen (☞ 3.2).

✿ Vielleicht möchte das Baby mit der Familie essen. Viele Kinder essen alleine kaum etwas, essen ihren Brei aber mit Vergnügen, wenn sie mit den anderen Familienmitgliedern am Tisch sitzen können.

kurvenverlauf. Zudem gibt es einfach Kinder (und Erwachsene), die einen kleineren Appetit haben als andere oder aber sehr viel essen können und nur wenig zunehmen.

Doch gerade wenn ein Kind wenig isst, fühlen sich Eltern häufig zurückgewiesen. Liebe geht ja bekanntlich durch den Magen – und in diesem Fall geht in ihrer Vorstellung eben zu wenig Liebe durch Babys Magen. Vielleicht hilft es den Eltern, zu wissen, dass ein Baby seine Eltern nicht ablehnt, wenn es nur wenig isst: Viele Kinder essen nicht allzu viel. Die Menge, die ein Baby essen sollte, wird häufig überschätzt.

Meist ist es ganz normal, wenn ein Kind etwas leichter ist als seine Altersgenossen. Wenn Eltern sich große Sorgen machen, klären sie zusammen mit dem Kinderarzt ab, ob das Kind gesund ist. Wenn keine Krankheit festgestellt wird, ist es gut, das Thema, wie viel das Kind essen muss, für eine Weile ad acta zu legen und dem Kind und seinem Körper zu vertrauen.

Vielleicht entspannt sich die Situation, wenn Eltern ihrem Kind ein vielseitiges, gesundes Nahrungsangebot machen und es dann selbst bestimmen lassen, was und wie viel es essen möchte. Eltern sollen dann versuchen, nicht ängstlich auf den Kinderteller zu starren (wie viel isst es wohl heute?). Wie schon gesagt: Kein gesundes Kind verhungert vor dem vollen Teller! Trinkt das Kleinkind noch seine Milch, dann ist für eine gesunde Grundernährung ohnehin gesorgt. Auf keinen Fall sollte das Kind jeden Tag Pommes oder haufenweise Süßigkeiten bekommen, nur damit es etwas isst. Ebenso wenig sollten Eltern jeden Bissen, den ein Kind zu sich nimmt, laut bejubeln.

Dicke Kinder

Ein bisschen Babyspeck ist von vielen Eltern erwünscht und durchaus niedlich. Aber zu viel sollte es dennoch nicht sein. Manche gestillten Kinder legen in den ersten Lebensmonaten kräftig zu. Das ist jedoch kein Übergewicht. Sobald die Kinder zu laufen beginnen, schmelzen die Pfunde, beziehungsweise wächst das Kind, ohne weiter zuzunehmen, und es bekommt normale Proportionen. Ein ausschließlich gestilltes Kind, das nach Bedarf trinken kann, entwickelt im ersten Lebensjahr nie Übergewicht. Im Gegenteil: Es ist erwiesen, dass Stillen vor Übergewicht schützt.

Jan wog mit einem halben Jahr zehn Kilogramm, ein richtiger „Brummer" also. Die Kniekehle war schon gar nicht mehr zu sehen, so dicke Beine hatte der Kleine. Er trank auch kräftig an Mamas Brust, seine zehn Kilogramm stammten ausschließlich von Muttermilch. Mit sechs Monaten begann er, mit gutem Appetit Beikost zu essen. Die Gewichtszunahme verlief jetzt um einiges langsamer. Mit etwa einem Jahr machte Jan seine ersten Schritte, und bald rannte er den ganzen Tag umher. An Gewicht legte er während dieser Monate nicht mehr zu, er wurde immer schlanker. Heute ist er ein ganz „normales" Kind ohne Übergewicht. ■

Gleichwohl ist es möglich, schon im Babyalter mit der Übergewichts-Prävention zu beginnen. Viel Bewegung draußen ist einer der Präventionsbausteine. Die Nahrungsaufnahme zu beschränken ist hingegen in den ersten beiden Lebensjahren nicht sinnvoll. Einzige Möglichkeit auf der Essensseite ist ein gesundes (Beikost-)Angebot. Alles andere ist kontraproduktiv. Denn ein kleines Kind, dem bei Hunger die geforderte Nahrung vorenthalten wird, verlernt irgendwann, wie das mit Hunger und Sättigung funktioniert. Dabei ist es gerade dieser angeborene Instinkt, der es einem Menschen ermöglicht, die Nahrungsaufnahme zu regulieren. Instinkt ist ein großartiges Zusammenspiel von Hormonen,

Süßigkeiten

Babys und Kleinkinder brauchen keine Süßigkeiten. Solange sie diese nicht kennen, vermissen sie auch nichts. Doch wenn Schwester oder Bruder, Mama oder Papa naschen, möchte das Kind auch probieren. Da die Vorliebe für Süßes angeboren ist, wird das Baby die süßen Sachen lieben und mehr davon verlangen.

Süßigkeiten können nicht einfach und müssen auch nicht gemieden werden. Es spricht nichts dagegen, Banane als erstes Nahrungsmittel neben Muttermilch anzubieten. Früchte sind eine natürliche Süßigkeit. Trotzdem ist es nicht gesund, wenn ein Kind viele „klassische" Süßigkeiten nascht, also Eis, Bonbons, Schokolade oder Kuchen.

Süßigkeiten bergen zwei große Gefahren: Zum einen ist es möglich, dass sie die natürliche Sättigungsschranke durchbrechen und das Kind deshalb zu viele Kalorien isst und dick wird. Dies ist jedoch nicht das größte Problem, denn bei sehr vielen Kindern funktioniert die körpereigene Kalorienregelung trotz Süßigkeiten. Isst das Kind jedoch viel „leeren" Zucker und viele „leere" Fette, die sich auch in großer Menge in Süßigkeiten finden, dann kommen Vitamine, Mineralstoffe, sekundäre Pflanzenstoffe sowie Ballaststoffe, komplexe Kohlenhydrate und Proteine in der Ernährung zu kurz. Es besteht die Gefahr einer einseitigen Ernährung, die trotz genügender Kalorienaufnahme zu Mangelerscheinungen führen kann.

Blutzuckerspiegel und sinnlichen Reizen. Es entsteht ein Regelkreis, der recht gut funktioniert und das Überleben der Menschheit über Jahrtausende gesichert hat. Diesen Instinkt gilt es möglichst lange zu erhalten.

Es gibt die Theorie, dass Stillen langfristig vor Übergewicht schützt, weil Stillen den Instinkt der Kleinen fördert. Es könnte sein, so die Wissenschaftler, dass Eltern von Stillkindern besser auf die Bedürfnisse ihrer Babys eingehen. Eine stillende Mutter weiß nie so genau, wie viel ihr Baby bei der letzten Mahlzeit getrunken hat. Also kommt sie auch nicht auf die Idee, die nächste Mahlzeit hinauszuzögern, weil das Baby bei der letzten Mahlzeit 300 ml getrunken hat. Sie wird auch nicht nervös, dass ihr Kind diesmal nur 50 ml Milch trinken wollte. Viele Flaschenmütter kontrollieren die Trinkmenge ihres Babys sorgfältig. Das Wissen, wie viel das Kind getrunken hat, kann verunsichern und ist für manche Sorgenfalte auf der Stirn der Frau verantwortlich. Dieser kontrollierende Ernährungsstil ist für stillende Mütter gar nicht möglich – glücklicherweise gehört das Wiegen vor und nach der Mahlzeit längst der Vergangenheit an. Wer ein Kind stillt, ist darauf angewiesen, auf die Zeichen des Babys zu achten und diese wahr und ernst zu nehmen. Dies erlaubt es dem Kleinen, selbst die Energieaufnahme zu regulieren, dem eigenen Instinkt zu folgen, zu spüren, was Hunger und Sättigung ist.

Wie wichtig das Verhalten der Eltern ist, zeigt eine andere Studie. Darin wurde untersucht, wie der Erziehungsstil der Eltern das Gewicht der Kinder beeinflusst. Zeigten die Eltern einen autoritativen Erziehungsstil, hatten ihre Töchter und Söhne deutlich weniger Übergewicht als bei einem autoritären, laschen oder nachlässigen Erziehungsstil. Autoritativ erziehende Eltern stellen Regeln auf, doch die Meinungen und Vorstellungen der Kinder werden dabei mitberücksichtigt. Und dazu gehört sicher auch, das Bedürfnis des Kindes, die Nahrungsaufnahme gemäß Hunger und Sättigung selbst regulieren zu dürfen.

Familie Keller hat eine Süßigkeitenbüchse. Darin gibt es Kekse, Schokolade und Bonbons. Jedes Kind darf sich einmal pro Tag, meist nachmittags, etwas daraus auswählen. Süßigkeiten sind ein Genussmittel, das es in beschränkter Menge jeden Tag gibt. Die Kinder begreifen gut, dass es die Leckereien nicht jederzeit gibt. ■

Übergewicht bei Kindern ist ein ernsthaftes Thema, und die Wurzeln dafür liegen in der Tat oft in den ersten Lebensjahren. Wenn Eltern jedoch den Instinkt des Kindes schon in der ersten Breikostzeit achten, wenn sie ein ausgewogenes, gesundes Nahrungsangebot machen, sich selbst ausgewogen ernähren, wenn Kinder sich frei bewegen dürfen und nicht nur im Kindersitz sitzen müssen, dann sind die Voraussetzungen gut, dass sich das Problem Übergewicht auch in einigen Jahren nicht stellt.

7.6 Allergien: Neurodermitis, Heuschnupfen und Asthma

Die Haut juckt und brennt, die Augen tränen oder die Atmung fällt schwer. Allergien sind heute ein ernsthaftes und weit verbreitetes Problem. Es ist gut, wenn Eltern etwas von dieser neuen Volkskrankheit wissen. Denn für ein betroffenes Kind und seine Familie ist es nicht immer einfach, mit der Allergie zu leben. Ein Kind (und auch ein Erwachsener) kann Allergien auf verschiedenste Stoffe entwickeln: Hausstaubmilben, Pollen, Tierhaare, Medikamente und Lebensmittel. Letztere sollen in diesem Kapitel etwas näher betrachtet werden.

Eine Allergie ist eine übertriebene Reaktion des Körpers auf einen an sich harmlosen Stoff. Der Körper ist den ganzen Tag von fremden Stoffen umgeben und muss immer wieder entscheiden, ob dieser Fremdstoff harmlos oder eine Bedrohung für den Körper ist. Es ist lebensrettend, dass der Körper Bakterien und Viren, die in ihn eindringen, erkennt und sofort bekämpft. Dabei bildet er Antikörper. Dringt der Stoff zum zweiten Mal in den Körper ein, erkennen ihn die Antikörper und die Abwehr kann sofort beginnen.

Bei einer Allergie werden Antikörper gegen an sich harmlose Stoffe wie Pollen, Tierhaare oder eben Lebensmittel gebildet. Nun werden auch diese harmlosen Stoffe bekämpft, allergische Symptome machen sich bemerkbar.

zahlreiche weitere Krankheiten und Auffälligkeiten, die man nicht sofort mit Allergien in Verbindung bringt (☞ S. 71).

Moritz kam kurz nach seinem ersten Geburtstag erstmals mit „richtiger" Milch in Berührung. Vorher hatte er vielleicht einmal Zwieback gegessen, der Milch enthält. Doch als der Junge nach seinem ersten Geburtstag am Tisch mitaß, gab es mal Joghurt, mal bekam er einen kleinen Löffel Schlagsahne auf seine Erdbeeren, oder er trank hin und wieder eine Tasse Milch. Doch jedes Mal, wenn er eines dieser Produkte gegessen hatte, musste er sich erbrechen. Erst nach einigen Wochen entdeckten die Eltern den Zusammenhang zwischen Milchprodukten und Erbrechen. Für Moritz wurden diese Produkte vom Speiseplan gestrichen. Hingegen schien er Käse oder Magermilchpulver, das in allerlei anderen Lebensmitteln enthalten ist, zu vertragen. Seit er am Tisch mitaß, hatte Moritz auch einen hartnäckigen Ausschlag und dünnen Stuhl. Moritz war schon drei und trocken, als der Ausschlag am Po gar nicht mehr verschwand, nässte und blutete. Auf Anraten ihrer Ärztin ließen die Eltern für eine Woche sämtlich Milchprodukte, auch die versteckten, weg. Der Effekt war verblüffend: Moritz Ausschlag verschwand ebenso wie sein Durchfall. Als er jedoch ein Jahr später im Urlaub drei Tage nacheinander Croissants aß (diese enthalten Butter), waren Durchfall und Ausschlag sofort wieder da. ■

Allergiesymptome

Was auch immer die Allergie auslöst, die Symptome ähneln sich. Am bekanntesten sind Hautausschläge (Neurodermitis), Erbrechen, Durchfall, Heuschnupfen und Asthma. Doch es gibt

Allergien vorbeugen

Obwohl die Neigung zu Allergien vererbt wird, haben Eltern einen Einfluss darauf, dass eine Allergie nicht oder möglichst spät ausbricht. Das heißt aber keineswegs, dass jede Allergie selbst

Allergien und Pseudoallergien

Neben „echten" Allergien gibt es so genannte Pseudoallergien. Der Körper reagiert mit ähnlichen Symptomen, obwohl er keine Antikörper bildet. Pseudoallergien sind oft von der aufgenommenen Dosis abhängig. So bekommen viele Menschen einen Hautausschlag, wenn sie sehr viele Erdbeeren essen. Dies hat mit Histamin in den Erdbeeren zu tun. Eine oder zwei Erdbeeren vertragen die Betroffenen problemlos.

Nicht so bei „echten" Allergien: Dort reichen kleinste Mengen des Allergens, um einen „Allergieanfall" auszulösen. So bekam ein Junge lebensbedrohliche Atembeschwerden, weil in seinen Chips winzige Spuren eines Erdnusseiweißes waren, auf das er allergisch reagierte.

7.6 Allergien: Neurodermitis, Heuschnupfen und Asthma

Mögliche Allergiesymptome

Allergien äußern sich in verschiedenster Form und nicht nur mit den allgemein bekannten Symptomen. Normalerweise ist mehr als ein Organsystem von einer Allergie betroffen, Symptome des Magen-Darm-Traktes sind aber am häufigsten.

Magen-Darm-Trakt: Erbrechen, Durchfall, Blut im Stuhl, Koliken, Krämpfe, Verstopfung, Blähungen, schlechte Gewichtszunahme.

Atemwege: Laufende Nase, Niesen, Husten, rasselnder Atem, rote juckende Nase, Lungenprobleme, Bronchitis, hartnäckige Erkältungen, wiederkehrendes Nasenbluten, Atmung durch den Mund, geräuschvolles Atmen.

Augen: Geschwollene Augenlider, rote Augen, dunkle Augenringe, tränende Augen, gelartige Flüssigkeit in den Augen.

Haut: Dermatitis, Geschwüre, Hautausschlag, empfindliche Fußsohlen, roter Afterausgang, Juckreiz, rote leuchtende Wangen, extreme Bleichheit, Ekzem.

Zentrales Nervensystem: Reizbarkeit, Unruhe, Schlaflosigkeit, oberflächlicher Schlaf, Ruhelosigkeit, Schläfrigkeit.

Weitere Symptome: Ohrinfektionen, Schluckauf, starker Speichelfluss, starkes Schwitzen, Schmerzen in Beinen und anderen Muskeln, kurze Aufmerksamkeitsspannen, Lernstörungen, Depression, Flecken auf der Zunge, geschwollene Lippen, Zunge und Kehle, Blutdruckabfall (📖 42).

---

verschuldet ist. Es kann lediglich die Wahrscheinlichkeit, dass die Allergie zum Ausbruch kommt, verkleinert werden.

Die Prävention beginnt während der Schwangerschaft. Kinder von Raucherinnen leiden häufiger an Allergien. Von einer speziellen Diät der Mutter während der Schwangerschaft hingegen raten Allergologen im Moment ab (📖 3, 4, 25). Zu groß ist die Angst vor Mangelernährung der Schwangeren. Zudem wird nur die Veranlagung für eine Allergie, nicht hingegen das Lebensmittel, auf welches das Kind allergisch reagiert, vererbt. Speisen, auf welche die Mutter selbst allergisch reagiert, isst sie ja ohnehin nicht.

Nach der Geburt hat es die stillende Mutter in der Hand, das Allergierisiko ihres Kindes zu senken, insbesondere, wenn das Kind als allergiegefährdet gelten muss. Denn Stillen schützt vor Allergien, wie eine schwedische Analyse der bisherigen Allergiestudien ergab. Über 4300 Artikel und Studien aus den Jahren 1966 bis 2001 hat die zwölfköpfige Gruppe von Wissenschaftlern der verschiedensten medizinischen Fachrichtungen durchforstet, um über die Ernährung von Säuglingen und Kleinkindern und deren Auswirkung auf die Allergiegefährdung Aufschluss zu erhalten. Das Ergebnis dieser Recherche war eindeutig: Stillen während der ersten sechs Monate schützt die Kinder vor dem Ausbruch von Erkrankungen des, wie es heißt, „atopischen Formenkreises", also vor Allergien. Besonders deutlich war dieser Effekt in Familien zu beobachten, in denen Allergien, z.B. bei den Eltern, schon vorhanden waren (📖 14). Denn auch Kinder von Eltern mit Allergien tragen ein deutlich geringeres Risiko, selbst an Allergien zu erkranken, wenn sie an der Mutterbrust trinken als Kinder, die mit Muttermilchersatz gefüttert werden. Eine Stilldauer über sechs Monate hinaus bringt hingegen keinen zusätzlichen Allergieschutz.

Erfahrungsgemäß kann es in der Stillzeit durchaus sinnvoll sein, Lebensmittel, die sehr häufig eine Allergie auslösen, zu meiden. Denn Proteine aus der Nahrung der Frau können über die Muttermilch ans Baby weitergegeben werden. So ist es möglich, dass ein empfindliches Kind dagegen Antikörper bildet. Isst das Kind später das entsprechende Nahrungsmittel selbst, löst dieses eine allergische Reaktion aus. Es gibt sogar seltene Fälle, in denen die Mutter abstillen musste, weil das Baby so allergisch auf Nahrungsmittel reagierte, die sie selbst aß, dass sein Darm regelrecht angegriffen wurde. Die Mutter eines stark allergiegefährdeten Babys tut deshalb gut daran, während der Stillzeit Fisch, Eier und Erdnüsse zu meiden und nur wenig Sojaprodukte und Tofu sowie Milch und Milchprodukte zu essen.

Eine Schlüsselrolle in der Allergieprävention nimmt die Zeit der ersten festen Mahlzeiten ein, insbesondere im Alter zwischen einem halben und einem ganzen Jahr. Eltern von Allergiekindern können sich weitgehend an die Hinweise zur Einführung fester Kost in Kapitel 3 halten. Es gibt jedoch zusätzlich einige Besonderheiten, die Mama und Papa wissen müssen, damit sie für einen möglichst allergiefreien Start ihres Lieblings sorgen können.

7 Besondere Situationen und Probleme mit kleinen Essern

Ist das Kind allergiegefährdet?

Die Neigung zu Allergien wird vererbt. Je nachdem, ob ein Elternteil oder sogar beide, ob Geschwister oder andere Verwandte von Allergien betroffen sind, steigt das Risiko des Kindes, selbst eine allergische Erkrankung zu entwickeln. Wie stark ein Kind allergiegefährdet ist, beschreibt folgende Tabelle:

Familiäre Allergiebelastung	Allergiegefährdung des Kindes
Kein Familienmitglied mit Allergie	15 %
Ein Geschwisterkind mit Allergie	25–30 %
Ein Elternteil mit Allergie	20–40 %
Beide Elternteile mit Allergie	50–60 %
Beide Elternteile mit derselben Allergie	60–80 %

Tab. 7.1: Allergiegefährdung (💻 5).

Die erste feste Mahlzeit frühestens mit sechs Monaten

Bei jedem Kind sollte mit der ersten festen Mahlzeit gewartet werden, bis es bereit dafür ist und dies deutlich zeigt. Bei allergiegefährdeten Kindern ist das besonders wichtig. Wenn irgend möglich, sollten diese Kinder ihren ersten Brei erst im Alter von mindestens sechs Monaten bekommen.

Wenn ein Kind zu früh feste Nahrung isst, nimmt die Allergieneigung zu. Die Darmschleimhaut des Babys ist in den ersten Monaten noch sehr durchlässig, gerade auch für Proteine. Gelangen diese Eiweiße nicht ganz verdaut, als größere Ketten, ins Blut, entwickelt der Körper dagegen eine Allergie.

Allergiekinder wollen häufig mit einem halben Jahr noch nicht essen, sondern weiterhin ausschließlich Muttermilch trinken. Das ist kein Problem, falls sich das Kind normal entwickelt. Falls das Kind den angebotenen Brei verweigert, verschieben Eltern den Essstart am besten um einige Wochen. Sie bieten dem Kind einmal die Woche feste Kost an und warten, bis es mit Freude davon ein Löffelchen versucht.

Manchmal scheint es, dass der Instinkt den allergiegefährdeten Kindern sagt, sie sollen noch mit fester Kost warten, und die Kinder dann genau wissen, wann ihr Magen-Darm-System dazu bereit ist. Mit Muttermilch ist ein Baby weiterhin gut ernährt. Es gibt Kinder, die bis zum ersten Geburtstag nur an der Brust trinken und sich gesund entwickeln. Solche Babys kann und sollte man nicht zum Essen zwingen, sondern ihnen regelmäßig Essen anbieten.

Viele Eltern geraten in diesen Monaten, wenn die meisten Babys schon essen, unter großen Druck. Ihr Kind scheint das Einzige zu sein, das von fester Kost noch nichts wissen will. Von überall her bekommen sie zu hören, dass ihr Kind Mangelerscheinungen entwickeln könnte und nun wirklich etwas essen müsse. Einmal davon abgesehen, dass es nicht wenige Kinder

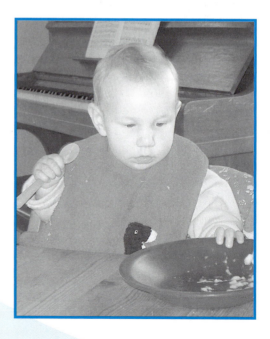

7.6 Allergien: Neurodermitis, Heuschnupfen und Asthma

gibt, die ohne Mangel ein Jahr lang Muttermilch getrunken haben (früher war das sogar die Regel), so haben Eltern gar keine Alternative. Was sollen sie denn machen, außer immer wieder Brei anzubieten? Sollen sie dem Kind den Brei in den Mund drücken? Oder es hungern lassen, bis es etwas isst? Damit entzögen sie dem Kind nur die wertvolle Muttermilch. Auch eine Mutter, die nun abstillen möchte, kann ihr Kind nicht dazu zwingen, feste Kost zu essen. Sie kann einzig das Original Muttermilch durch Säuglingsmilch ersetzen. Damit steigt die Wahrscheinlichkeit, dass ihr Kind eine Allergie entwickelt; essen wird es deswegen aber nicht früher.

Vorsichtiger Breistart

Schon in Kapitel 3 wurde besprochen, dass zu Beginn der Breizeit pro Woche nur ein einziges neues Lebensmittel eingeführt werden sollte. Dort ist auch zu lesen, dass dies mit erheblichen Schwierigkeiten verbunden sein kann, vor allem, wenn das Baby nicht nur selbst hergestellte Nahrungsmittel zu sich nimmt. Bei allergiegefährdeten Kindern ist diese Regel noch viel wichtiger, denn je mehr verschiedene Lebensmittel gleichzeitig angeboten werden, desto größer ist die Gefahr, dass das Kind eine Allergie entwickelt. Es lohnt sich wirklich, sich daran zu halten, vor allem in den ersten zwei oder drei Monaten der Breizeit. In dieser Zeit ist dies gar nicht schwierig, wenn der Brei selbst zubereitet wird. Das Baby isst in der ersten Zeit der festen Kost nur kleine Mengen, und ein neues Lebensmittel kommt nur alle paar Wochen auf den Tisch.

Als Anfangsnahrung eignen sich, wie bei allen Kindern, Karotten, Kürbis, Zucchini, Kartoffeln oder Bananen. Aber wie gesagt: nur eines dieser Lebensmittel! Also nur Karottenbrei und nicht gleich ein Karotten-Kürbis-Kartoffel-Brei! So können Eltern bei einer Allergie gleich feststellen, worauf das Kind reagiert. Dieses Lebensmittel wird dann mindestens bis zum ersten Geburtstag gemieden.

Es ist auch ganz wichtig, wie das Nahrungsmittel verarbeitet wird. Gegarte Lebensmittel werden besser vertragen als rohe, reife besser als unreif geerntete.

Verbotene Lebensmittel

Ist der Breistart geglückt, können Eltern dem Baby nach und nach weitere Lebensmittel anbieten. Wie bei nicht-allergiegefährdeten Kindern wird die Breimenge dem Appetit des Babys angepasst, und nach etwa einem Monat bekommt das Kind die zweite feste Mahlzeit, wenn es mag. Für alle Kinder gibt es Lebensmittel, die im ersten Lebensjahr verboten sind (☞ 3.6). Für allergiegefährdete Babys gibt es einige zusätzliche Nahrungsmittel, die vorsichtshalber im ersten Lebensjahr nicht auf den Speisezettel gehören (☞ Kasten). Es sind jene Lebensmittel, die besonders häufig Allergien auslösen. Um diese nicht versteckt einzuführen, lohnt es sich, die Zutatenliste jedes Fertigprodukts – und dazu zählen Babybreie, Kekse, Spinat aus der Tiefkühltruhe, Zwieback, ja sogar Brot und vieles mehr – zu studieren.

Die Liste der zu meidenden Lebensmittel darf jedoch nicht zu einer Hysterie führen. Zwar lösen beispielsweise Tomaten häufig Allergien aus, und sie werden deshalb einem allergiegefährdeten Baby nicht unbedingt angeboten. Besteht aber das Baby selbst darauf, einmal davon zu versuchen, muss man ihm das nicht unbedingt verweigern. Eltern dürfen dem Instinkt ihres Kindes vertrauen, beobachten es aber in den nächsten Tagen besonders gut, ob es Allergiesymptome zeigt. Ist dies der Fall, gibt es Tomatenverbot bis zum ersten Geburtstag.

Mehrmals war jetzt die Rede davon, dass Nahrungsmittel, auf die ein Kind mit Allergiesymp-

---

Verbotene Nahrungsmittel im ersten Lebensjahr

Von allen Kindern im ersten Lebensjahr zu meiden: Quark, Rohmilch, rohe Eier, Salat, kaltgepresste Öle, Honig, Salz, ganze Nüsse (Erstickungsgefahr), Hülsenfrüchte, Alkohol, künstliche Süßstoffe, scharfe Gewürze.
Zusätzlich von allergiegefährdeten Babys im ersten Lebensjahr zu meiden: Kuhmilch und alle Milchprodukte (einschließlich Butter), Eier, Fisch, Soja und Sojaprodukte, Tofu, Schokolade, Frischkornmüsli, Sellerie, Erdnüsse, Nüsse und Mandeln sind von stark allergiegefährdeten Babys bis zum Ende des 3. Lebensjahrs zu meiden.
Weitere Lebensmittel, die häufig zu Allergien führen: Weizen, Tomaten, Beeren, Zitrusfrüchte, Hülsenfrüchte, Schalentiere, Glutamat, Rohkost.

tomen reagiert, nach dem ersten Geburtstag wieder auf dem Speiseplan stehen dürfen. Natürlich müssen Eltern diese Nahrungsmittel sehr langsam wieder einführen und ihr Kind dabei genau beobachten. Viele Kinder vertragen diese Lebensmittel mit einem Jahr problemlos, die Allergie hat sich „ausgewachsen". Andere Kinder müssen gewisse Speisen jahrelang – oder gar lebenslänglich – meiden.

Das „Wiedereinführen" ist also ein Versuch, ob ein Kind das entsprechende Lebensmittel nun verträgt. Bei den ersten Mahlzeiten bekommt das Kind nur kleine Mengen des (ehemaligen) Allergens. Dabei ist unbedingt darauf zu achten, dass nicht gleichzeitig andere Lebensmittel, die das Kind noch nie bekommen hat, auf dem Speiseplan stehen. Denn kommt es nun zu allergischen Symptomen, ist die Ursache nicht eindeutig erkennbar. Die Menge des Allergens kann in den folgenden Tagen leicht gesteigert werden. Das Kind muss dabei gut beobachtet werden. Treten nach fünf bis sieben Tagen keine Symptome auf, können Eltern davon ausgehen, dass ihr Kind das Lebensmittel nun verträgt. Nach weiteren zwei bis vier Wochen kann ein weiteres Lebensmittel getestet werden, auf das das Kind einmal allergisch reagiert hat. Reagiert das Kind immer noch allergisch, streichen Eltern das betreffende Lebensmittel mindestens ein weiteres halbes Jahr, bevor sie einen erneuten Wiedereinführungs-Versuch starten.

7.7 Zöliakie

Vor einigen Jahren kamen glutenfreie Breie in Mode und viele Eltern haben sich gefragt, was das nun wieder sei, wenn sie die Aufschrift „glutenfrei" auf der Breipackung fanden. Gluten ist ein Nahrungsbestandteil des Getreides, ein so genanntes „Klebereiweiß" in Weizen, Roggen, Gerste und Hafer. Gluten an sich ist absolut harmlos. Aber es gibt Kinder, die allergisch auf Gluten reagieren: Sie leiden an Zöliakie.

Leidet das eigene Kind nicht an Zöliakie, können Eltern der Begriff „glutenfrei" gleich wieder vergessen, ansonsten ist er lebenswichtig.

Zöliakie ist eine seltene, vererbte Stoffwechselkrankheit. Wie viele Menschen wirklich daran leiden, schwankt von Untersuchung zu Untersuchung. Eines von 300 bis 6500 Kindern ist davon betroffen, wobei Ärzte vermuten, dass die Dunkelziffer hoch ist, weil die Symptome mit zunehmendem Alter weniger deutlich sind. Mädchen leiden zweieinhalbmal häufiger an dieser Krankheit als Jungen. Interessanterweise sind Kinder mit Down-Syndrom 43-mal häufiger betroffen.

Leidet ein Kind an Zöliakie und isst das Eiweiß Gluten, beispielsweise in Brot, Müsli, Nudeln oder Haferbrei, kommt es zu einer Entzündung der Darmschleimhaut. Die Darmschleimhaut besteht aus Zotten, in denen die Nahrungsbestandteile vom Körper aufgenommen werden. Die Entzündung führt zu einem Zottenschwund und die Schleimhaut des Darmes wird flach, sie sieht aus wie abrasiert. Dies führt dazu, dass die Nahrung nicht mehr in ihre Bestandteile gespalten und aufgenommen werden kann. Das Kind entwickelt Mangelsymptome und gedeiht schlecht. Der Säugling bekommt einen vorgewölbten Bauch, er erbricht, nimmt schlecht zu und hat einen lehmig-breiigen Stuhl oder Durchfall. Da es dem Baby nicht gut geht, weint es viel und ist unruhig. Etwas größere Kinder können Rachitis oder eine Eisenmangelanämie entwickeln.

Nachgewiesen wird eine Zöliakie durch eine Dünndarmbiopsie. Ist die Darmschleimhaut flach, kann beim Säugling mit großer Wahrscheinlichkeit davon ausgegangen werden, dass er an Zöliakie leidet.

Lebenslang glutenfreie Kost, das klingt einfacher, als es ist. Denn Bestandteile von Weizen, Hafer, Roggen und Gerste sind in sehr vielen Nahrungsmitteln enthalten. Es verlangt – wie bei allen Allergien – eine große Portion Arbeit und Disziplin, um Pannen zu vermeiden. Wichtig ist es, die Zutatenlisten aller Lebensmittel genau zu

Symptome der Zöliakie

- ✿ Schlechtes Gedeihen, weil Proteine, Energie, Vitamine und Mineralstoffe mit dem Stuhl verloren gehen
- ✿ Heller, fester, übel riechender Stuhl, der auf dem Wasser schwimmt
- ✿ Durchfall, häufiger Stuhlgang
- ✿ Wachstumsstörungen
- ✿ Blähungen, vorgewölbter Bauch
- ✿ Reizbarkeit, Lethargie

7.7 Zöliakie

Glutenhaltiges Getreide: nicht zu früh und nicht zu spät

Es scheint ein optimales Zeitfenster zu geben, wann das Kind erstmals mit Gluten in Berührung kommt. In den ersten sechs Monaten sollten Babys keine glutenhaltigen Mahlzeiten bekommen, weil die Krankheit, wenn sie auftritt, dann mit größerer Heftigkeit ausbricht. Zudem fördert ein früher Kontakt mit Gluten das Risiko, an Diabetes Typ 1 zu erkranken. Doch im ersten Lebensjahr sollte ein Kind ohnehin ausschließlich gestillt oder mit Säuglingsnahrung gefüttert werden. Nach sechs Monaten ist es sinnvoll, dass Babys mit Gluten in Berührung kommen. Leidet ein Kind an Zöliakie, dann entwickelt es jetzt sehr typische Symptome und die Krankheit wird früh diagnostiziert. Die frühe Diagnose ist wichtig, da lebenslange glutenfreie Ernährung die einzige Therapie ist. Einen gewissen Schutz vor Zöliakie bietet das Stillen. Insbesondere tritt Zöliakie seltener auf, wenn noch gestillt wird, wenn das Kind erstmals mit Gluten in Berührung kommt und wenn anfangs nur kleine Mengen glutenhaltigen Getreides gefüttert werden.

studieren. Insbesondere Lebensmittelzusatzstoffe, die nicht deklariert werden müssen, stellen die kranken Kinder und ihre Eltern oft vor schwierige Probleme. So werden in der Industrie so genannte „funktionelle Proteine" verwendet. Dazu gehört das lösliche Weizengluten, das mit dem Begriff „Pflanzeneiweiß" deklariert sein kann, oder, da es sich um einen natürlichen Lebensmittelbestandteil handelt, sogar überhaupt nicht auf der Zutatenliste genannt wird.

Julia kennt diese Tücken. Sie hat beispielsweise einen Abend lang an Bauchschmerzen gelitten, weil sie farbige Schokoladenpastillen gegessen hat. Julia geht in eine Tagesschule, in der die Eltern kochen. Da gibt es natürlich gar nicht so selten Nudeln oder ein anderes glutenhaltiges Gericht. Für Julia bedeutet dies, in jeder Pause in der Küche nachzufragen: „Was gibt's denn heute?" Ist ein „verbotenes" Gericht in Vorbereitung, lagern im Schrank eine Packung Reis und eine Packung glutenfreie Nudeln. So isst Julia zwar manchmal zweimal die Woche dasselbe, doch sie bekommt kein Bauchweh vom Schulmittagessen. ■

Mit Zöliakiekindern sind Eltern am besten beraten, wenn sie möglichst viele Mahlzeiten aus frischen Zutaten selbst herstellen. Dies ist zwar ein aufwändiger, doch ein sicherer Weg. Eltern haben es dann in der Hand, die Zutaten zu kontrollieren. Es gibt inzwischen viele glutenfreie Lebensmittel, wie Brot oder Nudeln, die den Speiseplan bereichern. Für Babys gibt es glutenfreie Breie, denn für Kinder mit Zöliakie sind diese wirklich sinnvoll und ein Gewinn.

Lebensmittel mit und ohne Gluten

Natürliche glutenfreie Lebensmittel:
- Alle Lebensmittel tierischer Herkunft: Fleisch, Geflügel, Fisch, Milch, Butter, Käse, Eier
- Pflanzliche Lebensmittel: Gemüse und Obst, Pflanzenöle und -margarine, Kartoffeln, Reis, Mais, Hirse, Buchweizen, Quinoa, Maniok, Amaranth

Glutenhaltige Lebensmittel:
- Weizen, Hafer, Roggen, Gerste, Dinkel, Grünkern und daraus hergestellte Lebensmittel, insbesondere Brot und Gebäck, Teigwaren, Getreideschrot und -flocken, Mehl, Grieß, Weizen- und Haferkleie
- Alle mit Paniermehl hergestellten Speisen, z. B. Frikadellen
- Alle Sorten Bier, auch Malzbier
- Malzkaffee

Lebensmittel, die glutenhaltige Zusatzstoffe enthalten können:
- Wurstwaren, Fleischextrakte, Brühwürfel, Fischkonserven, Fruchtjoghurt und -quark, Eiscreme, Fertiggerichte, Suppen, Saucen, Kartoffelprodukte, Kakao- und Schokoladenerzeugnisse (📖 28).

8 Ernährungslehre für Kleinkinder

Das Thema „gesunde Ernährung" ist heute in aller Munde. Alle kennen die Folgen schlechter Ernährung: Übergewicht, Diabetes, Herz-Kreislauf-Erkrankungen, Gicht, Osteoporose und so weiter. Viele Menschen essen häufig mit schlechtem Gewissen, selbst wenn sie sich im Sommer mal ein Eis gönnen.

Eltern wollen ihre Kinder gesund ernähren. Dass dies trotz allen Wissens nicht immer gelingt, zeigen verschiedene Studien aus Deutschland und der Schweiz: Etwa jedes fünfte bis sechste Kind hat Übergewicht.

Doch bevor gesundes Essen überhaupt ein Thema sein kann, ist es wichtig zu wissen, was Ernährung überhaupt ist, wozu sie dient und welche Faktoren sie beeinflussen.

Jeden Tag benötigt der Mensch Energie, die er sich in Form von Nahrung zuführen muss. Energie, um die Körpertemperatur und den Kreislauf stabil zu halten. Energie, damit die Organe arbeiten und das Gehirn funktioniert. Jeden Tag finden im Körper tausende komplizierte chemische Reaktionen statt, die nötig sind, damit der Mensch leben kann. Jeden Tag bewegt sich der Mensch und verbrennt dabei Energie. Jeden Tag bauen sich tausende von Zellen ab und neue Zellen auf. Energie, Baustoffe für die Zellen und Stoffe für chemische Reaktionen sowie Wasser müssen dem Körper täglich mit der Nahrung zugeführt werden, sonst läuft bald gar nichts mehr. Es ist wohl allgemein bekannt, dass der Mensch nur drei Tage ohne Wasser und etwa drei Wochen ohne Nahrung leben kann.

Der Mensch isst Lebensmittel, die das Verdauungssystem in seine Bestandteile, also die Nährstoffe (☞ Kasten) aufschließt und in die Blutbahn abgibt. Diese Nährstoffe sind Bausteine für Wachstum und Erneuerung sowie

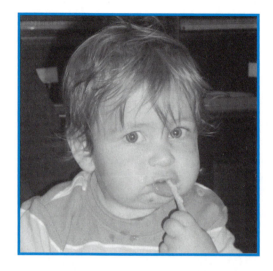

Baby trinkt Milch oder isst feste Nahrung
↓
Nahrung wird von Enzymen in Nährstoffe gespalten
↓
Im Darm werden Nährstoffe aufgenommen
↓
Nährstoffe werden vom Blut in die entsprechenden Organe verfrachtet, dienen als Energielieferanten und Baustoffe und beeinflussen den Stoffwechsel
↓
„Abfallprodukte" und Giftstoffe werden über Niere und Enddarm ausgeschieden

Abb. 8.1: Aus Essen wird Nahrung.

Nahrung, Nahrungsmittel und Nährstoffe

Nahrung ist die Gesamtheit aller Stoffe, die als Baustoffe und Energielieferanten zur Erhaltung des Lebens, zum Wachstum und zur Fortpflanzung erforderlich sind. Als Nahrung dienen dem Körper **Nahrungsmittel**, die ihrerseits **Nährstoffe** enthalten, also Kohlenhydrate, Eiweiße und Fette, aber auch Vitamine, Mineralstoffe und Spurenelemente und sekundäre Pflanzenstoffe.

Energielieferanten für alle Lebensfunktionen. Säuglinge und Kleinkinder wachsen besonders rasch, ihr Körper baut die neue Körpersubstanz aus den Bestandteilen der Nahrungsmittel auf. Deshalb ist es so wichtig, dass Babys und Kleinkinder hochwertige Nahrungsmittel zu sich nehmen, die alle notwendigen Nährstoffe enthalten.

8.1 Nahrungsbestandteile und ihre Funktion

Eigentlich sind alle Lebensmittel aus den gleichen Bestandteilen aufgebaut: Aus Wasser, Kohlenhydraten, Eiweißen (Proteine) und Fett. Dies sind die so genannten Makronährstoffe, die Energie (Kalorien) liefern. Zudem enthalten Lebensmittel Mikronährstoffe, die zwar keine Kalorien enthalten, ohne die jedoch Leben ebenfalls nicht möglich ist: Vitamine, Mineralstoffe und sekundäre Pflanzenstoffe. Jeder dieser Makro- und Mikronährstoffe leistet seinen speziellen Beitrag für die Gesundheit eines Menschen.

Auch wenn alle Lebensmittel aus diesen sechs Stoffgruppen aufgebaut sind, unterscheiden sich die einzelnen Nahrungsmittel in der Zusammensetzung doch beträchtlich. Die einen enthalten viele Kohlenhydrate, die anderen viele Fette, wieder andere bestehen zu einem großen Teil aus dem Aufbaustoff Protein. Hinzu kommt, dass es unterschiedliche Kohlenhydrate, verschiedene Proteine, Fette, Mineralstoffe, Vitamine und sekundäre Pflanzenstoffe gibt. Ein vielseitiges Nahrungsangebot ist der beste Weg, um alle Bedürfnisse abzudecken.

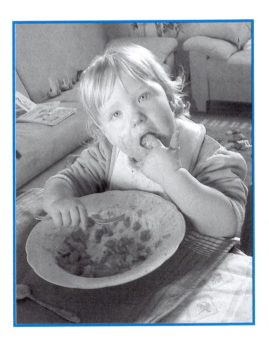

Kohlenhydrate und Ballaststoffe

Kohlenhydrate sind wichtige Energielieferanten des Menschen. Zucker und Stärke sind die zentralen Kohlenhydrate, wobei beide letztlich identisch sind. Stärke besteht nämlich aus langen Ketten von Zucker, genauer gesagt von Traubenzucker. Der menschliche Körper baut die Stärkeketten mit Hilfe von Enzymen zu Zucker ab. Dieser Prozess beginnt schon im Mund mit Hilfe des Speichels. Kaut man lange auf einem Brötchen, wird es mit der Zeit süß. Traubenzucker ist ein schnell verfügbarer Energielieferant für Hirn und Muskeln. Der Körper kann Kohlenhydrate nur in kleinen Mengen im Muskel als Glykogen speichern.

Ballaststoffe gehören genau genommen auch zu den Kohlenhydraten. Sie bestehen ebenfalls aus langen Ketten von Traubenzucker, diese sind aber so verästelt, dass es der menschlichen

Gesunde und ungesunde Nahrungsmittel

Vor Jonathan liegen Brot, Schokolade, Fleisch, Milch, Joghurt und Kuchen. Der Junge muss entscheiden, was er zum Schildchen „ungesunde Lebensmittel" legen will und was zum Schildchen „gesunde Lebensmittel". Jonathan nimmt die Schokolade und legt sie zu den ungesunden Nahrungsmitteln. Dann stutzt er und sagt: „Meine Eltern sagen, Schokolade ist ungesund, aber das kann nicht stimmen. Ich habe schon oft Schokolade gegessen und bin nicht krank geworden!"

Jonathan ist ein guter Beobachter. Die ihm gestellte Aufgabe ist absolut unsinnig, denn es gibt keine gesunden und ungesunden Nahrungsmittel. Natürlich ist es nicht gesund, kiloweise Schokolade zu futtern, aber ein Mensch, der sich ausschließlich von Äpfeln ernährt, würde ebenfalls an Mangelerscheinungen sterben. Auf die Kombination der Nahrungsmittel und ihrer Nährstoffe kommt es an!

Verdauung nicht möglich ist, die Ketten aufzuschließen. Ballaststoffe werden deshalb nicht verdaut und liefern auch keine Kalorien. Sie werden unverändert wieder ausgeschieden. Doch obwohl die Energie nicht ausgenutzt werden kann, sind Ballaststoffe nicht nutzlos, denn sie helfen, die Verdauung zu beschleunigen. Es gibt Studien, die eine positive Wirkung von Ballaststoffkonsum zur Krebsvorsorge zeigen.

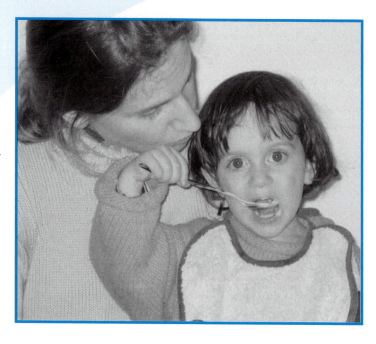

Die wichtigsten Kohlenhydratquellen für Kinder und Erwachsene sind in Getreide und den Produkten daraus enthalten. Brot, Nudeln, Reis und Maisgrieß sind typische Kohlenhydratlieferanten. Hinzu kommen Kartoffeln sowie Obst, Gemüse und Hülsenfrüchte.

Eine optimale Mahlzeitenplanung stellt Kohlenhydratlieferanten in den Mittelpunkt. Zuerst wird entschieden, ob Teigwaren, Reis, Mais oder Kartoffeln auf den Tisch kommen. Dann werden Gemüse- und/oder Salatbeilagen geplant und schließlich wird – in verhältnismäßig kleiner Menge – die Fleisch-, Eier- oder Tofu-Beilage bestimmt.

Dieses Prinzip eignet sich auch bei den ersten Mahlzeiten des Babys. Karotten-Kartoffel-Brei allenfalls mit etwas Fleisch, Getreide-Früchtebrei: Immer stehen die Kohlenhydrate in Form von Stärke im Vordergrund.

Das Umstellen von reiner Milchernährung auf Beikost ist auch ein Umstellen von einer fett- und proteinreichen Ernährung (Muttermilch) auf eine kohlenhydratreiche Ernährung. Damit einher geht eine Veränderung des Hormonhaushaltes des Kindes, was wiederum einen Entwicklungsschritt bedeutet. Es ist wichtig, in welcher Form die Kohlenhydrate serviert werden. Zu jeder Mahlzeit eine große Schale Zucker zu servieren, wäre unsinnig. Der Körper braucht Kohlenhydrate in erster Linie in Form von Stärke, und zwar möglichst aus Vollkorn. Denn Stärke aus weißem Reis oder weißen Teigwaren wird sehr schnell zu Zucker abgebaut, der Blutzuckerspiegel schnellt in die Höhe. Als Gegenmaßnahme schüttet der Körper große Mengen Insulin aus. Die Zuckermoleküle werden sehr rasch verdaut – und der Hunger meldet sich schnell wieder zurück.

Bei Vollkornprodukten braucht der Körper viel länger, um die Stärke abzubauen, weil er das Vollkorn zuerst aufschließen muss. Der Zucker wird über einen längeren Zeitraum in kleinen Mengen freigesetzt, entsprechend moderat ist die Insulinausschüttung. Zudem enthalten Vollkornproduk-

Laktose für Säuglinge

Das Neugeborene kann und soll seine Kohlenhydrate nur in Form von Laktose – also Milchzucker – aufnehmen. Deshalb enthält Muttermilch als einzige Zuckerart Laktose. Milchzucker ist für die Entwicklung des kindlichen Hirns unentbehrlich. Bei ausschließlich gestillten Kindern sind die Kohlenhydrate zwar ein sehr wichtiger Energielieferant, sie besitzen jedoch nicht den Stellenwert wie später im Erwachsenenalter. 40 % der Kalorien von Muttermilch sind als Milchzucker vorhanden, das ältere Kind und der Erwachsene sollten später 50–55 % der Kalorien als Kohlenhydrate essen.

te Ballaststoffe, die im Darm Wasser aufnehmen und quellen. Die Stuhlmenge wird erhöht, deshalb ist der Durchgang der Nahrung durch den Darm beschleunigt. So helfen Ballaststoffe bei der Ausscheidung und beugen Verstopfung vor.

So groß der Wert der Ballaststoffe ist, Säuglinge und Kleinkinder müssen sich langsam daran gewöhnen. Ein Frischkornmüsli ist für ein Baby nicht geeignet. Der schon beschriebene Karotten-Kartoffel-Brei ist eine gute Anfangsnahrung, die viele Ballaststoffe enthält. Auch Bananen und andere Früchte enthalten Ballaststoffe. Brot aus fein gemahlenem Vollkornmehl oder Vollkornzwieback eignen sich für Kinder ab dem 9. Monat. Mit Mahlzeiten aus Vollkornschrot warten die Eltern besser, bis ihr Kind den ersten Geburtstag gefeiert hat.

Alter	Bedarf
0–1 Monat	2,7 g/kg/Tag
1–2 Monate	2,0 g/kg/Tag
2–4 Monate	1,5 g/kg/Tag
4–6 Monate	1,3 g/kg/Tag
6–12 Monate	1,1 g/kg/Tag
1–4 Jahre	1,0 g/kg/Tag

Tab. 8.2: Proteinbedarf eines Kleinkindes pro Kilogramm Körpergewicht (📖 9).

Protein

Alle Eiweiße (Proteine) sind aus 20 verschiedenen Aminosäuren aufgebaut. Da sich die Eiweißketten immer wieder neu kombinieren, gibt es eine große Zahl verschiedener Proteine mit verschiedenen Eigenschaften. Eiweiße sind der klassische „Baustoff" des Körpers. Der Mensch braucht täglich relativ viel Protein und kann diesen Nährstoff nicht speichern. Deshalb muss mit der Nahrung ständig Eiweiß zugeführt werden, ansonsten baut der Körper Protein aus dem Muskel ab.

Eiweiße werden im Darm in die einzelnen Aminosäuren zerlegt, neu zusammengesetzt und zum Aufbau von Körpersubstanz verwendet. Das Kind braucht viel Eiweiß zum Wachsen und als Ersatz für abgestorbene Körperzellen. Betrachtet man die schnelle körperliche Entwicklung des Säuglings in den ersten Wochen und Monaten, wird klar, dass die Kleinen viel Eiweiß brauchen, um zu gedeihen.

Von den zwanzig Aminosäuren sind acht essenziell, das heißt, der Körper kann sie nicht selbst aufbauen. Er muss sie deshalb in genügender Menge mit der Nahrung aufnehmen. Zwei weitere Aminosäuren sind nur während des Wachstums essenziell.

Je schneller eine Tierart wächst, desto mehr Eiweiß enthält die arteigene Milch. Deshalb enthält Kuhmilch viel mehr Eiweiß als Muttermilch – und ist für das Baby nicht bekömmlich. Zu viel Eiweiß schädigt die Nieren. Unverdünnte Kuhmilch, aber auch Ziegen- und Schafsmilch sowie Quark sind aus diesem Grund im ersten Lebensjahr tabu.

Der Gesamtproteinbedarf des Kindes sinkt von 60 % im ersten Lebensjahr auf ca. 11 % im Alter zwischen zwei und fünf Jahren. Eiweiß ist in fast allen Lebensmitteln tierischer und pflanzlicher Herkunft enthalten, jedoch in ganz unterschiedlichen Mengen und mit unterschiedlicher biologischer Wertigkeit. Die biologische Wertigkeit gibt an, wie viel Gramm körpereigenes Eiweiß aus 100 Gramm aufgenommenem Protein aufgebaut beziehungsweise umgebaut werden können. Tierisches Eiweiß hat eine höhere biologische Wertigkeit als pflanzliches, da die Tiere dem Menschen ähnlicher sind. Das heißt aber nicht, dass Milch und Fleisch automatisch die besten Eiweißlieferanten sind. Im Gegenteil: Zu viel tierisches Eiweiß belastet den Körper und steht im

Proteine als Regulatoren und Schutzfaktoren

Proteine sind nicht nur Baustoffe. Zur Gruppe der Eiweiße gehören ebenfalls die Hormone und Enzyme. Letztere sind unersetzliche Bestandteile jeder lebenden Zelle. Die unzähligen verschiedenen Enzyme regeln, beschleunigen und regulieren chemische Prozesse im Körper. Sie haben beispielsweise entscheidenden Anteil an der Verdauung. Nur dank der Enzyme können viele lebenswichtige Prozesse im Körper ablaufen. Enzyme werden vom Körper ständig abgebaut und neu zusammengesetzt. Immunglobuline, die eine Schutzfunktion gegen Infektionen haben, sind ebenfalls Eiweiße.

Verdacht, später Gicht auszulösen. Durch eine geschickte Zusammenstellung von Pflanzeneiweiß erhält man sehr wertvolle Eiweißkombinationen. So hat die Kombination von Kartoffeln mit Ei – in einem Auflauf beispielsweise – die höchste bekannte biologische Wertigkeit überhaupt. Außer Muttermilch natürlich. Dieses „arteigene" Protein taugt zum Wachsen des kleinen Kindes am allerbesten.

Als tierische Eiweißlieferanten genügen einem kleinen Kind pro Tag 300 ml Milch beziehungsweise die entsprechende Menge Milchprodukte, dazu wöchentlich ein bis zwei Portionen Fleisch und ein bis drei Eier.

Fett

Fette bilden die dritte große Gruppe der Makronährstoffe. Sie sind der wichtigste Energielieferant des Menschen. Ein Gramm Fett enthält neun Kilokalorien und damit mehr als doppelt so viele Kalorien wie Kohlenhydrate und Eiweiße. Fett enthält zudem lebenswichtige Fettsäuren, ist Träger von Geruchs- und Geschmacksstoffen und ermöglicht die Aufnahme der fettlöslichen Vitamine A, D, E und K. Wegen dieser Vitamine sollen die kleinen Esser nach dem ersten Geburtstag Vollmilch erhalten und nicht etwa fettreduzierte Milchprodukte, da diese weniger Vitamine enthalten. Die fettlöslichen Vitamine sind auch der Grund, wieso zum Gemüsebrei immer etwas Pflanzenöl gehört. Nur so können diese Vitamine aufgenommen werden.

Säuglinge brauchen einen größeren Anteil Fett in der Nahrung als Erwachsene, da sie in den ersten Lebensmonaten viel Energie benötigen, jedoch nur eine begrenzte Nahrungsmenge aufnehmen können.

Fette sind aus Fettsäuren aufgebaut. Es gibt gesättigte Fettsäuren, einfach ungesättigte Fettsäuren und mehrfach ungesättigte Fettsäuren. Einige Fettsäuren sind für den menschlichen Körper essenziell, das heißt, der Mensch kann ohne sie nicht leben. Dies sind Linolsäure (beispielsweise in Maiskeimöl), Linolensäure (in Leinöl und Fischöl) und Arachidonsäure (in Fleisch und Eiern). Hochwertige Pflanzenöle sind beispielsweise Olivenöl, Rapsöl, Distelöl und Maiskeimöl. Kaltgepresste Öle enthalten hochwertige Fettsäuren, sind aber schwer verdaulich und enthalten Schadstoffe und kaum abbaubare Säuren. Deshalb sind sie erst nach dem ersten Geburtstag geeignet. Wichtig ist das Verhältnis zwischen Omega-6- und Omega-3-Fettsäuren. Dieses sollte nicht größer als 5:1 sein. Werden mehr Omega-6-Fettsäuren mit der Nahrung aufgenommen, blockiert dies die Aufnahme von Omega-3-Fettsäuren. Und gerade diese sind für die Hirnentwicklung in den ersten beiden Jahren so wichtig. Seefisch und Rapsöl enthalten viele Omega-3-Fettsäuren und sind deshalb so wertvolle Nahrungsmittel.

Von guten und schlechten Fetten

In den letzten Jahren ist der Eindruck entstanden, Fett sei „schlecht". Doch das ist nur die halbe Wahrheit. Auch Muttermilch enthält viel Fett und das ist ein Segen für das Neugeborene. Es muss im Verhältnis zu seiner Größe so viel Energie aufnehmen, dass es auf einen hohen Fettgehalt in der Muttermilch angewiesen ist.

Fett übernimmt im Körper wichtige Funktionen: Es bildet Zellmembranen, liefert Energie, ist Ausgangssubstanz wichtiger körpereigener Verbindungen, wie beispielsweise von Hormonen, schützt Körper und Organe vor Kälte, Wärme und mechanischen Verletzungen und ist, wie schon erwähnt, Träger von Vitaminen. Fett geht mit einer Vielzahl anderer Nährstoffe wichtige biochemische Verbindungen ein und nimmt in den verschiedensten Organen an den Transportmechanismen teil. Fett ist auch für die Wasser abstoßende Wirkung der Haut verantwortlich. Kurz: Ohne Fett gibt es kein Leben.

Dass Fette heute einen schlechten Ruf haben,

Fette – Ernährungsregeln für Kleinkinder

- ❀ Wegen der fettlöslichen Vitamine sollten die kleinen Esser Vollmilchprodukte, nicht etwa fettreduzierte Milchprodukte bekommen, denn weniger Fett bedeutet auch weniger Vitamine.
- ❀ Zum Gemüsebrei immer etwas Pflanzenöl geben, denn nur so kann der Körper das β-Karotin aufnehmen.
- ❀ Der wachsende Organismus hat einen höheren Bedarf an essenziellen Fettsäuren als der Erwachsene. Für kleine Kinder sind schonend gedämpfte Öle, insbesondere Rapsöl, ideal.

liegt vor allem daran, dass der Mensch zu viel Fett konsumiert, insbesondere zu viele gesättigte Fettsäuren. Vor allem Fleischprodukte wie Wurstwaren, Vollfettmilchprodukte und Süßigkeiten sind dafür verantwortlich. Beginnt das Baby, ab Tisch zu essen, ist Fett nicht tabu. Doch Pommes, Torten, Kekse und Schlagsahne sollten nicht täglich auf dem Speiseplan stehen.

Damit der Körper von den segensreichen Funktionen des Fettes profitieren kann, dürfen Kinder unter vier Jahren 30 bis 40 % der Gesamtenergiemenge in Form von Fett aufnehmen. Gesättigte Fettsäuren kann der Körper selbst herstellen; sie sollen höchstens ein Drittel der aufgenommen Fettmenge ausmachen. Als Fettlieferanten zu bevorzugen sind Nüsse, Samen, Erdnussbutter und Mandelmus, Avocado und Meeresfische sowie wertvolle Öle, insbesondere Oliven- und Rapsöl. Sie enthalten eine Mischung wertvoller Fettsäuren, die einiges zur Gesundheit beitragen.

Vitamine

Vitamine gehören zu jenen Nährstoffen, die der Körper unbedingt braucht, aber nicht selbst oder nicht in ausreichender Menge herstellen kann. Solche Nährstoffe nennt man essenziell; sie müssen mit der Nahrung aufgenommen werden. Heute sind 13 Vitamine bekannt. Der Mensch braucht davon nur wenige Mikrogramm pro Tag. Die Vitaminbilanz muss nicht täglich, sondern nur über etwa eine Woche hinweg ausgeglichen sein. Eine Woche „ungesunder" Ernährung führt nicht zu Mangelzuständen!

Es gibt wasserlösliche Vitamine (Vitamine der B-Gruppe und Vitamin C) und fettlösliche Vitamine (A, D, E, K). Werden mehr Vitamine als benötigt zugeführt, werden die fettlöslichen im Fettgewebe gespeichert, die wasserlöslichen werden mit dem Harn ausgeschieden.

Vitamine erfüllen verschiedenste Aufgaben (☞ Tab. 8.3). Mangelzustände entstehen, wenn über einen längeren Zeitraum mit der Nahrung zu wenig von einem oder mehreren Vitaminen aufgenommen wird. Dies war in früheren Zeiten – bis etwa zu Beginn des 20. Jahrhunderts – häufig der Fall. Heute sind Mangelerscheinungen in der westlichen Welt glücklicherweise weitgehend unbekannt. Muttermilch enthält alle Vitamine in ausreichender Menge – lediglich bei Vitamin D ist dies umstritten. Deshalb bekommen die meisten Säuglinge Vitamin D in Tropfen- oder Tablettenform verabreicht.

Vitamin D – Tropfen und Tabletten für das Baby
Vitamin D ist sowohl für Erwachsene wie für Kinder lebenswichtig. Säuglinge, die an Vitamin-D-Mangel leiden, erkranken an Rachitis. Vitamin D hilft dem Körper, Kalzium in die Knochen einzulagern. Ein Mangel führt deshalb auch zu Osteoporose. Muttermilch enthält nur relativ wenig Vitamin D, deshalb wird hierzulande allen Säuglingen ein Vitaminpräparat verschrieben. Doch auch ein Zuviel an Vitamin D ist schädlich. Die richtige Dosierung für eine zusätzliche Vitamin-D-Gabe ist schwer zu ermitteln, weil das Vitamin in der Haut unter Sonnenbestrahlung vom Körper selbst gebildet wird. Vitamin-D-Quellen in der Ernährung sind Lebertranöl, fette Meeresfische und Eier. In den USA ist zudem die Trinkmilch mit Vitamin D angereichert.

Umstritten ist, wie viel Sonne benötigt wird, damit der Körper selbst genügend Vitamin D bildet. Je dunkler die Haut ist, desto weniger Vitamin D bildet der Körper nämlich. Ernährungswissenschaftler befürchten, dass insbesondere zwischen November und Februar in den nördlichen Breiten nicht genügend davon gebildet wird. Hinzu kommt, dass wegen der Hautkrebsgefahr zu Recht empfohlen wird, Babys nicht direkt der Sonne auszusetzen. Auch Sonnenschutzmittel vermindern die Bildung von Vitamin D in der Haut.

Die Empfehlungen, wie viel Vitamin D ein Säugling erhalten soll, schwanken je nach Land und werden immer wieder angepasst. In Deutschland empfehlen Ärzte eine Gabe von 400 bis 500 I. E. (= internationale Einheiten) in Tropfen- oder Tablettenform, in der Schweiz 300 bis 400 I. E., und zwar unabhängig davon, ob das Kind gestillt wird oder Säuglingsmilch bekommt, die wiederum ihrerseits mit Vitamin D angereichert ist.

Die American Academy of Pediatrics (AAP ☞ 🖥 2) wiederum empfiehlt seit 2003 nur noch eine tägliche Gabe von 200 I. E. Vitamin D, und zwar nur für gestillte Säuglinge. Babys, die mehr als 500 ml Flaschenmilch trinken, brauchen laut AAP kein zusätzliches Vitamin D. Einige Kinder lehnen die Vitamin-D-Tropfen, welche oft Alkohol enthalten, ab. Andere bekamen von den Tropfen Bauchschmerzen.

Die Gabe von Vitamin D ist ohnehin nicht ganz unumstritten. Die „National Institutes of Health" in Maryland (USA) schreiben, dass mit den üblichen Dosen an Sonnenlicht sowohl die

8 Ernährungslehre für Kleinkinder

Vitamine aus der Beikost

Wird die Beikost sorgfältig ausgewählt, bekommt ein Baby mit etwa sechs Monaten zusätzliche Vitamine aus Gemüse, Kartoffeln, Früchten und Getreide. Eltern, die auf eine vielseitige Kost achten, dürfen annehmen, dass ihr Kind damit ausreichend mit Vitaminen versorgt ist. Zusatzpräparate, spezielle, vitaminisierte Kindernährmittel oder vitaminisierte Bonbons sind unnötig.

Vitamin	Tagesbedarf eines Kleinkindes		Funktionen	Vorkommen
	4–12 Monate	1–4 Jahre		
A		0,6 mg	Wachstum, Immunsystem, Entwicklung von Zellen und Geweben, am Sehvorgang beteiligt	Leber, Milch, Käse; Karotin (Vorstufe von Vitamin A) in orangem Obst und Gemüse, Broccoli, Spinat
D	10 µg	5 µg	Steuerung des Kalziumtransportes, der Phosphataufnahme und des Einbaus dieser Minerale im Knochen	Ei, Lebertran, Meeresfisch, Margarine, Milchprodukte; wird unter Sonneneinstrahlung in der Haut gebildet
E	4 mg	6 mg	Antioxidative Wirkung, Schutz vor freien Radikalen	(Kaltgepresste) pflanzliche Öle, Weizenkeime, Haselnüsse
K	10 µg	15 µg	Hilft bei der Blutgerinnung	Grünes Gemüse, Milch, Fleisch, Eier, Getreide, Früchte
B_1 (Thiamin)	0,4 mg	0,6 mg	Zentrale Bedeutung im Kohlenhydratstoffwechsel	Schweinefleisch, Thunfisch, Vollkornerzeugnisse, Hülsenfrüchte, Kartoffeln
B_2 (Riboflavin)	0,4 mg	0,7 mg	Bestandteil von Enzymen	Milch und Milchprodukte, Fleisch, Fisch, Eier, Vollkornprodukte
Niacin	5 mg	7 mg	Bestandteil von Enzymen, Auf- und Abbau von Kohlenhydraten, Fetten und Proteinen	Fleisch, Innereien, Fisch, Milch, Eier
B_6 (Pyridoxin)	0,3 mg	0,4 mg	Enzymfunktion, Beteiligung am Stoffwechsel von Aminosäuren	Hühner- und Schweinefleisch, Fisch, Kohl, grüne Bohnen, Feldsalat, Linsen, Kartoffeln, Bananen
Folsäure	80 µg	200 µg	Beteiligung an Zellneubildung	Tomaten, Kohl, Spinat, Gurken, Orangen, Trauben, Vollkornbrot, Kartoffeln, Fleisch, Leber, Weizenkeime, Sojabohnen
Pantothensäure	3 mg	4 mg	Schlüsselfunktion im Stoffwechsel, Abbau von Fetten, Kohlenhydraten und Aminosäuren, Aufbau von Fettsäuren und Cholesterin	Leber, Fleisch, Fisch, Milch, Vollkornerzeugnisse, reife Erbsen
Biotin	5–10 µg	10–15 µg	Schlüsselfunktion im Abbau von essenziellen Aminosäuren und in der Fettsäurenbiosynthese	Leber, Sojabohnen, Eidotter, Nüsse, Haferflocken, Spinat, Champignons, Linsen; körpereigenes Biotin kann wiederverwertet werden
B_{12} (Cobalamine)	0,8 µg	1 µg	Abbau von verzweigten Fettsäuren, Beteiligung am Folsäurestoffwechsel	Leber, Fleisch, Fisch, Eier, Milch, Käse; kritisches Vitamin bei Veganern, da es in pflanzlichen Lebensmitteln kaum vorkommt
C	55 mg	60 mg	Radikalfänger, antioxidative Wirkung, fördert Eisenaufnahme, wichtige Funktion bei der Infektabwehr	Obst, Gemüse, Säfte, in großer Menge in der Muttermilch

Tab. 8.3: Vitamine: Funktion und Bedarf (Angaben des Tagesbedarfs: 📖 9).

gestillten wie die Flaschenkinder keine Vitamin-D-Supplemente benötigen. Weil Vitamin D fettlöslich ist, kann es im Fettgewebe angereichert werden, sodass im schlimmsten Fall eine dauernde Überdosierung Vergiftungserscheinungen hervorruft. Auch kann es bei langfristiger Überdosierung zu Kalziumablagerungen in den Blutgefäßen und in den Nieren kommen. In den USA traten Anfang der 1990er-Jahre acht Fälle von Vitamin-D-Vergiftung auf, verursacht durch mit Vitamin D angereicherte Milch. Die Schweizer Ärzte raten deshalb von einer Gabe von über 1000 I. E. ab.

Interessanterweise sind die empfohlenen Dosierungen in den einzelnen Ländern nicht immer logisch nachvollziehbar. So bekommt ein Baby im sonnigen Portugal oder in Frankreich täglich 1500 I. E. Vitamin D, während ein Säugling im nordischen Finnland nur 400 I. E. pro Tag bekommt. Dies ist ein Hinweis darauf, dass eben auch bei der prophylaktischen Gabe von Vitamin D noch viel zu wenig über die komplexen Wechselwirkungen im Körper bekannt ist, und dass die derzeit empfohlenen Vitamin-D-Dosen keineswegs der Weisheit letzter Schluss sind.

Mineralstoffe und Spurenelemente

Mineralstoffe und Spurenelemente nehmen an verschiedenen Reaktionen im Körper teil. Am bekanntesten ist wohl die Regelung des Wasserhaushalts durch die so genannten Elektrolyte. Mineralstoffe kommen aus der unbelebten Natur und müssen mit der Nahrung aufgenommen werden. Sie stellen hohe Ansprüche an die Nieren, ein Zuviel ist deshalb schädlich, gerade für kleine Kinder.

In der Literatur wird immer von Mineralstoffen und Spurenelementen gesprochen. Dabei ist der einzige Unterschied, dass Spurenelemente in

Mineralstoff/ Spurenelement	Tagesbedarf eines Kleinkindes		Funktion	Vorkommen
	4–12 Monate	1–4 Jahre		
Natrium	180 mg	300 mg	Flüssigkeitshaushalt, Muskelkontraktion, Säure-/Basenhaushalt	Speisesalz, Brot
Kalium	650 mg	1000 mg	Wichtigster Bestandteil der intrazellulären Flüssigkeit, Muskelkontraktion	Bananen, Kartoffeln, Trockenobst, Spinat, Champignons
Chlorid	270 mg	450 mg	Flüssigkeitshaushalt, Muskelkontraktion, Säure-/Basenhaushalt, Bestandteil der Magensäure	Speisesalz, Brot
Kalzium	400 mg	600 mg	Reizübertragung im Nervensystem, Blutgerinnung, Baustein von Knochen und Zähnen	Milch und Milchprodukte, Broccoli, Grünkohl, Lauch, Sesamsamen, kalziumreiches Mineralwasser
Phosphor	300 mg	500 mg	Stoffwechselprozesse in der Zelle, Aufrechterhalten des pH-Wertes im Blut, Baustein von Knochen und Zähnen	In nahezu allen Lebensmitteln enthalten
Magnesium	60 mg	80 mg	Bestandteil von Skelett und Muskulatur, aktiviert Enzyme, Reizübertragung	Vollkorngetreide, Milch- und Milchprodukte, Leber, Geflügel, Fisch, Kartoffeln, viele Gemüsearten, Sojabohnen, Beerenobst, Orangen, Bananen

→

8 Ernährungslehre für Kleinkinder

Mineralstoff/ Spurenelement	Tagesbedarf eines Kleinkindes				Funktion	Vorkommen
	4–12 Monate		1–4 Jahre			
Eisen	8 mg		8 mg		Bildung von roten Blutkörperchen	Fleisch, Vollkornbrot, Gemüse (Vitamin C verbessert die Eisenaufnahme)
Jod	D, A 80 µg	CH 50 µg	D, A 100 µg	CH 90 µg	Schilddrüsenhormon	Seefisch, jodiertes Speisesalz, Milch, Eier
Fluorid	0,5 mg		0,7 mg		Bestandteil von Knochen und Zähnen, Schutz vor Karies	Fluoridiertes Speisesalz, Zahnpasta; Achtung: Fluor kann bei Überdosis giftig sein!
Zink	2 mg		3 mg		Bestandteil von Enzymen und Hormonen	Rindfleisch, Schweinefleisch, Geflügel, Milch, Eier, Weizenvollkorn
Kupfer	0,6–0,7 mg		0,5–1 mg		Bestandteil von Enzymen	Getreide, Innereien, Fische, Nüsse, Schokolade, Kakao
Mangan	0,6–1 mg		1–1,5 mg		Knochenbestandteil, Bestandteil von Enzymen	Lauch, Kopfsalat, Spinat, Erdbeeren, Haferflocken, Tee
Selen	7–30 µg		10–40 µg		Aktivierung von Hormonen, Immunsystem, antikarzinogene Wirkung	Fleisch, Fisch, Hühnereier, Spargel, Linsen, Getreide und Brot
Chrom	20–40 µg		20–60 µg		Kohlenhydratstoffwechsel	Fleisch, Leber, Eier, Haferflocken, Tomaten, Kopfsalat, Kakao, Pilze
Molybdän	20–40 µg		25–50 µg		Aminosäurenstoffwechsel	Erbsen, Linsen, Bohnen, Getreide

Tab. 8.4: Mineralstoffe und Spurenelemente: Funktion und Bedarf (Angaben des Tagesbedarfs: 📖 9).

kleinsten Mengen (weniger als 50 mg täglich) benötigt werden. Die anderen Mineralstoffe werden manchmal auch Mengenelemente genannt. Von ihnen braucht der Körper zwischen 100 mg (Natriumbedarf von Babys) und 1200 mg (Kalziumbedarf für Jugendliche), was immer noch sehr kleine Mengen sind. Die lebenswichtigen Mineralstoffe und Spurenelemente sind in der unten stehenden Tabelle aufgelistet.

Muttermilch enthält Mineralstoffe und Spurenelemente in ausreichender Menge, mit der Beikost kommen weitere dazu. Gerade NaCl, also Kochsalz, und Phosphor werden häufig in zu großer Menge aufgenommen.

Die Angst vor Eisenmangel

Eisenmangel – wie ein Schreckgespenst stand die drohende Anämie lange Zeit vor Müttern, die ihre Babys (zu) lange ausschließlich stillten (und als solches galten schon sechs Monate) oder ihren Kleinen keine Fleischbeigabe im Brei geben wollten. Doch heute weiß man, dass ein Baby auch ohne Fleisch gesund aufwachsen kann (☞ 3.4).

Zwar wird der Aufnahme des Spurenelementes Eisen zu Recht viel Bedeutung beigemessen, drohen doch bei Mangel ernsthafte Schäden. Eisen ist ein wichtiges Spurenelement, das für den

Menschen essenziell ist, also mit der Nahrung aufgenommen werden muss. Es ist Bestandteil des Hämoglobins, also der roten Blutkörperchen, und damit wesentlich am Sauerstofftransport im Blut beteiligt. Ein Mangel an Eisen beeinträchtigt die körperliche Leistungsfähigkeit. Die Infektanfälligkeit ist erhöht. Ein schwerer Eisenmangel beim Kind kann das Wachstum verzögern. Zudem benötigt insbesondere das Gehirn im Wachstum genügend Eisen für eine gesunde Entwicklung. Eine mäßig ausgeprägte Anämie, insbesondere im Alter zwischen zwölf und 18 Monaten, kann die Intelligenzentwicklung unwiderruflich stören. Wegen des schnellen Wachstums brauchen der Säugling und das Kleinkind zudem besonders viel Eisen.

8 mg Eisen sollte ein kleines Kind täglich mit der Nahrung zu sich nehmen. Ein gesundes Neugeborenes bringt einen vollen Eisenspeicher mit ins Leben. Muttermilch enthält nur sehr wenig Eisen, dieses wird aber optimal ausgenutzt. Der Eisenspeicher bei der Geburt und das Eisen aus der Muttermilch reichen für ein gesundes, termingeborenes Baby bis weit ins zweite Lebensjahr hinein. Eine Untersuchung von Pisacane (📖 40) hat ergeben, dass Kinder, die mindestens sieben Monate lang ausschließlich gestillt wurden, im Alter von einem und zwei Jahren deutlich höhere Hämoglobinwerte aufwiesen als ihre nicht gestillten Altersgenossen.

Konkurrenz der Nährstoffe

Sobald das Baby feste Nahrung zu sich nimmt, kommt ein weiterer Grundsatz der Eisenaufnahme zur Geltung: Die Konkurrenz der einzelnen Nährstoffe um Aufnahme. Es gibt Nährstoffe, welche die Eisenaufnahme begünstigen, und andere, die sie verhindern, und wieder andere, die mit dem Eisen darum buhlen, in den Körper zu gelangen. Eisen aus Fleisch wird grundsätzlich besser aufgenommen als pflanzliches Eisen. Mehr noch: Eisen aus tierischen Nahrungsmitteln fördert sogar die Aufnahme von Eisen aus Pflanzenkost. Auch Vitamin C erhöht die Aufnahme von pflanzlichem Eisen. Wird dem Kind zur Mahlzeit ein Glas verdünnter Orangensaft serviert oder gibt die Mutter Saft in den fleischlosen Gemüsebrei (☞ 4.1), so kann die Eisenabsorption verdoppelt werden.

Andere Stoffe hingegen binden Eisen und bilden mit ihnen unlösliche (und somit für den Körper nicht aufnehmbare) Stoffe. Nahrungseisen steht dann dem Körper nicht zur Verfügung. Solche Gegenspieler der Eisenaufnahme sind:

- Polyphenole aus Kaffee (den Säuglinge wohl kaum zu sich nehmen) und Tee
- Kalzium, insbesondere aus Milchprodukten
- Phosphate aus Ballaststoffen
- Albumin und Phosvitin aus dem Eidotter
- Oxalat aus Spinat und Rhabarber
- Phytine aus Vollkorngetreide.

Bei letzterem liegt ein gewisser Widerspruch vor. Zwar findet sich fast das gesamte Eisen des Kornes in den äußeren Randschichten, die nur im Vollkornmehl enthalten sind, doch die Phytine stehen der Aufnahme wiederum entgegen. Quellen und Säuren (beispielsweise im Sauerteigbrot) vermindern den Phytingehalt stark.

Der ganze Eisenstoffwechsel ist also höchst komplex; verschiedenste Faktoren beeinflussen die Eisenaufnahme, die einen positiv, die anderen negativ. Erwiesen ist aber, dass es falsch wäre, wegen eines befürchteten Eisenmangels zu früh mit Beikost zu beginnen. Die Eisenaufnahme aus Muttermilch nimmt nämlich mit dem Breistart ab, sodass dem Säugling trotz eisenreicher Beikostmahlzeit insgesamt nicht mehr Eisen zur Verfügung steht als wenn es gestillt wird. Ein ausschließlich gestilltes Baby ist bestens mit Eisen versorgt, bis es mit etwa einem halben Jahr Interesse an fester (eisenreicher) Nahrung zeigt.

Am Rande sei hier noch erwähnt, dass schlecht gedeihende Babys, die lange nichts essen wollen, manchmal an einem Eisenmangel leiden. Sie kommen dann in eine verhängnisvolle Negativspirale: Weil sie so schlapp sind, mögen sie nicht essen, weil sie nicht essen mögen, bekommen sie kein zusätzliches Eisen und weil der Eisenmangel so noch zunimmt, sind sie schlapp. Ein Eisenmangel in diesem Alter ist nicht harmlos und kann zu bleibenden Schäden führen. Deshalb seien hier zwei Punkte betont:

1. Ein schlecht gedeihendes oder lethargisches Baby gehört immer in die Hände einer Kinderärztin oder eines Kinderarztes, ob es nun viel, wenig oder gar nichts isst.
2. Einem Baby, das nicht essen will, kann man den Brei nicht aufzwingen. Aber Eisentropfen geben, das kann man bei Bedarf schon. Deshalb ist es so wichtig, einen Mangel auszuschließen, insbesondere dann, wenn sich das Kind nicht altersgemäß entwickelt oder schlapp oder krank wirkt.

Sekundäre Pflanzenstoffe – neu entdeckte Kraftpakete in Gemüse und Obst

Noch vor einigen Jahren existierte der Begriff „sekundäre Pflanzenstoffe" in Fachbüchern über Ernährung gar nicht. Zwar war bekannt, dass Obst und Gemüse, aber auch Tee und Wein verschiedene Stoffe enthalten, die im menschlichen Körper eine Funktion einnehmen. Doch wie bedeutend diese Stoffe sind, wurde erst in den letzten Jahren so richtig erkannt. Obwohl seit Jahrzehnten bekannt ist, dass Obst und Gemüse sehr gesund sind, ist die neue Begeisterung für pflanzliche Lebensmittel auf aktuelle Forschungsergebnisse zurückzuführen: Es verdichten sich nämlich die Hinweise, dass neben den bekannten Vitaminen sowie Mineral- und Ballaststoffen weitere Pflanzenbestandteile in kleinsten Mengen einen großen Einfluss auf unsere Gesundheit haben.

Es gibt 5000–10 000 dieser sekundären Pflanzenstoffe, von denen wir pro Tag nur etwa 1,5 Gramm aufnehmen. Diese Farbstoffe, Wachstumsregulatoren und Aromastoffe übernehmen in unserem Körper ganz viele Aufgaben: Sie senken das Krebsrisiko, binden freie Radikale, stärken unser Immunsystem, hemmen Entzündungen, senken den Cholesterinspiegel und regulieren den Blutzuckerspiegel. Wahre Kraftpakete also!

Aber Achtung: Oft wirken sie nur im Zusammenspiel, sie isoliert in „Functional Food" (angereicherte Lebensmittel) oder in Tablettenform aufzunehmen, hat nicht dieselben gesundheitlichen Vorteile. Der Konsum von Obst und Gemüse ist für die Gesundheit wichtig – für das Baby, das Kleinkind, das Schulkind und die ganze Familie.

Flüssigkeit

Wasser ist ein sehr wichtiges „Lebensmittel". Der menschliche Körper besteht zu mehr als der Hälfte aus Wasser, der Säugling sogar zu 70 %. Der tägliche Wasserumsatz beträgt beim Erwachsenen 6 %, beim Säugling 20 % des Ganzkörper-Wasserbestandes. Wassermangel führt rasch zu schwerwiegenden Schäden. Ohne Wasser können Erwachsene gerade einmal drei Tage leben, Babys noch weniger lang. Wasser ist Lösungs- und Transportmittel im Körper, es ist Bestandteil großer Moleküle, hält den Mineralstoffwechsel aufrecht und reguliert den Wärmehaushalt. Die Wasserbilanz – also Aufnahme und Ausscheidung von Wasser – muss zu jedem Augenblick weitgehend ausgeglichen sein. Wasserverluste etwa bei akutem Durchfall führen sehr

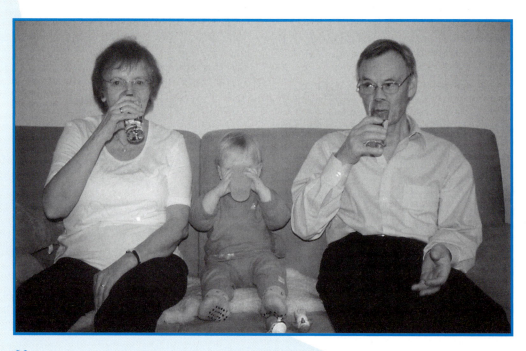

8.3 Fünf am Tag: Gesunde Ernährung für Babys, Kleinkinder und die ganze Familie

Alter des Kindes	Täglicher Flüssigkeitsbedarf aus Getränken	Täglicher Flüssigkeitsbedarf aus Nahrung
0–4 Monate	620 ml (Schätzwert, Flüssigkeitsbedarf ist bei ausschließlichem Stillen gedeckt)	
4–12 Monate	400 ml	500 ml
1–4 Jahre	820 ml	350 ml

Tab. 8.5: Flüssigkeitsbedarf (📖 9).

rasch zu empfindlichen Störungen aller Stoffwechselvorgänge.

Wasser nehmen wir über das Essen und Trinken auf, über Urin, Lunge und Haut verlieren wir es wieder. Niere und Blase sowie das Durstgefühl sorgen dafür, dass es im Normalfall nicht zu einem Wassermangel kommt. Natrium, Kalium und Chlorid sowie verschiedene Hormone sind an der Regelung beteiligt. Diese Regulationsmechanismen können jedoch bei Fieber, Durchfall oder sehr heißem Wetter und sportlichen Aktivitäten nicht genügen. In diesen Fällen ist es wichtig, regelmäßig zu trinken – auch ohne Durst.

Beim Säugling lässt sich über die Menge nasser Windeln leicht kontrollieren, ob er genügend getrunken hat. Hat das Kind fünf volle Windeln pro Tag, ist sein Wasserhaushalt in Ordnung. Ein ausschließlich gestilltes Baby braucht keine zusätzliche Flüssigkeit. Es ist auch bei großer Hitze nicht nötig, Tee zuzufüttern. Dies stört nur den eingespielten Stillrhythmus und bedeutet im schlimmsten Fall, dass das Baby weniger an der Brust trinkt und die Milchmenge zurückgeht. Beim älteren Kind gibt die Farbe des Urins Auskunft, ob es genügend trinkt. Der Urin sollte hellgelb sein.

Die besten Getränke sind (Mineral-)Wasser und verdünnte Fruchtsäfte (☞ 3.5). Leitungswasser sollte nicht mehr als 20 mg Nitrat pro Liter enthalten. Beim Wasserwerk der Gemeinde erfährt man diesen Wert. Bei einem höheren Nitratgehalt ist stilles Mineralwasser vorzuziehen.

8.2 Die Ernährungspyramide

Die Bestandteile der Nahrung zu kennen hilft, die Ernährungsgrundsätze zu verstehen. Doch wir essen Kohlenhydrate, Proteine und Fette nicht isoliert, sondern als Bestandteile von Lebensmitteln. Um sich gesund ernähren zu können, muss also auch die richtige Kombination der Nahrungsmittel bekannt sein. Ein bewährtes Mittel dafür ist die Ernährungspyramide (➤ Abb. 8.6). Darin sind sechs Lebensmittel-Gruppen und die Mengenverhältnisse der täglichen Nahrungsaufnahme aus diesen Gruppen aufgeführt und bildlich dargestellt. Erstrebenswert ist es, täglich aus allen sechs Gruppen Nahrungsmittel aufzunehmen und die Nahrungsvielfalt innerhalb der Gruppen zu nutzen. Das heißt beispielsweise, dass Kohlenhydrate eben nicht immer nur in Form von Nudeln, sondern auch als Brot, Reis und Kartoffeln genossen werden.

Die Ernährungspyramide verdeutlicht, dass pflanzliche Lebensmittel wie Getreideprodukte, vorzugsweise aus Vollkorn, Gemüse und Obst im Mittelpunkt der Ernährung stehen. Ergänzt wird diese Basis im Idealfall durch Milchprodukte, Fleisch, Fisch, pflanzliche Fette und Öle. Eine ausreichende Flüssigkeitszufuhr muss die Nahrungsaufnahme begleiten. Werden die Lebensmittel der täglichen Ernährung gemäß Ernährungspyramide ausgewählt, so wird damit eine bedarfsgerechte und ausreichende Zufuhr von Nährstoffen, Ballaststoffen und sekundären Pflanzenstoffen erreicht.

8.3 Fünf am Tag: Gesunde Ernährung für Babys, Kleinkinder und die ganze Familie

Die Ernährungspyramide im vorigen Abschnitt zeigt auf, wie eine ideale Nahrungsmittelzusammensetzung aussieht. Eigentlich kennen die meisten diese Grundsätze einer gesunden Ernährung längst: Viele Kohlenhydrate, Vitamine, Mineral- und Ballaststoffe; wenig Fett und raffinierten Zucker. Doch diese theoreti-

8 Ernährungslehre für Kleinkinder

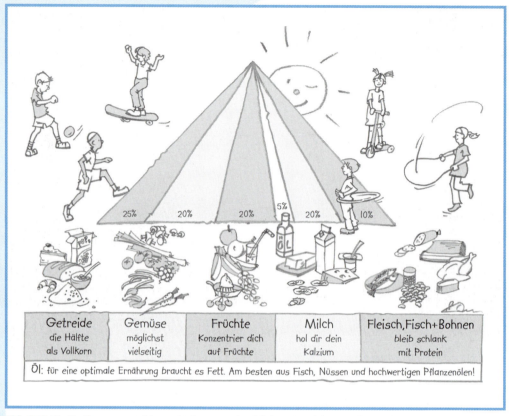

Abb. 8.6: Die Ernährungspyramide macht Essensregeln sichtbar. Angelehnt an die Ernährungspyramide des amerikanischen Departments für Agrikultur und Ernährung (www.mypyramide.gov).

schen Angaben umzusetzen ist gar nicht so einfach.

Neben der Ernährungspyramide kann die Regel „Fünf am Tag" (fünfmal täglich Obst und Gemüse) helfen, sich gesund zu ernähren. Diese Regel wurde in Amerika „erfunden"; in allen drei deutschsprachigen Ländern gibt es Kampagnen, die den täglichen fünfmaligen Gemüse- und Obstkonsum propagieren.

Die Regel ist eine einfache, ganz konkrete Empfehlung, wie eine gesunde Ernährung aussehen kann. Jeden Tag fünf Portionen Obst und Gemüse essen, davon mindestens die Hälfte roh, dann ist schon sehr viel für eine gesunde Ernährung getan.

Als Richtwert für eine Portion gilt die Größe einer Hand. Kleine Kinder haben kleine Hände und entsprechend kleine Portionen Obst und Gemüse reichen ihnen. Mit zunehmendem Alter wachsen ihre Hände und entsprechend steigert sich auch der Bedarf an Früchten und Gemüse.

Auf den ersten Blick scheint es fast unmöglich, so häufig Obst und Gemüse zu essen. Doch die Gewohnheiten müssen nur leicht geändert werden, um mit dieser Regel einiges für die gesunde Ernährung der ganzen Familie zu tun. Zum Frühstück eine Frucht, klein geschnitten im Vollkornmüsli, als Zwischenmahlzeit ein Glas Fruchtsaft; vor dem Mittagessen ein großer Salat und eine Portion Gemüse zur Hauptmahlzeit. Abends ein Gemüsesaft oder eine Karotte vor dem Essen, und aufs Brot gibt es Gurken- oder Tomatenscheiben statt Käse und Wurst.

Dieser Ernährungsregel (und überhaupt einer gesunden Ernährung) kommt die Mittelmeerküche sehr nahe. Seit Jahren wird erforscht, warum die Bewohner des Mittelmeerraumes seltener an einem Herzinfarkt oder Krebs sterben als jene der nördlicheren Staaten. Viel Gemüse, Knoblauch, Brot, Hülsenfrüchte, Obst, Olivenöl, Fisch und Wein sind traditionelle Speisen der Mittelmeerstaaten und gelten heute als zuver-

8.3 Fünf am Tag: Gesunde Ernährung für Babys, Kleinkinder und die ganze Familie

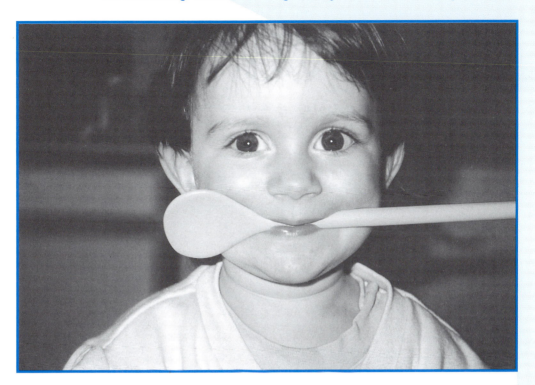

lässige Nahrungsmittel zur Vorbeugung von Zivilisationskrankheiten. Dabei spielen sekundäre Pflanzenstoffe eine entscheidende Rolle. Es lohnt sich, einige genussvolle Mahlzeiten aus dem letzten Italienurlaub in den Alltag zu integrieren.

Genussvolle Mahlzeiten im Alltag

Ernährungskonzepte und Kampagnen haben nur Erfolg, wenn sie auch lustvoll erlebt werden. Die Versuchung, Süßes und Fettes zu essen, ist zu groß, als dass rein vernunftgemäße Argumente vor zu häufigem Konsum schützen können.

Ein griechischer Salat mit Gurken, Paprika, Tomaten, Oliven und Fetakäse, Spaghetti mit Tomatensauce oder in Olivenöl gebratene Auberginenscheiben mit Knoblauch sind lustvolle Möglichkeiten, die „Fünf am Tag"-Empfehlung umzusetzen. Eine Schale mit frischen (Saison-)Früchten animiert zum Zugreifen. Täglich ein anderer Salat vor der Mahlzeit, zwischendurch mit Apfelstücken oder Hüttenkäse angereichert, wird zur lieben Gewohnheit. Nur wenn sich alle auf ihre fünf Frucht- und Gemüsemahlzeiten freuen, werden sie regelmäßiger Bestandteil des täglichen Speiseplans.

Die wichtigsten Ernährungshinweise

- ❁ Eine abwechslungsreiche, vielseitige Kost bekommt der ganzen Familie am besten
- ❁ Viel Obst und Gemüse der Saison („Fünf am Tag"), möglichst viel davon roh, garantiert eine gesunde Ernährung
- ❁ Wenig, dafür aber hochwertige Fette. Pflanzenöle und Fett aus Nüssen und Avocado bevorzugen
- ❁ Vollkornprodukte sind wertvoller als Getreideprodukte aus Auszugsmehl
- ❁ Vollwertige, wenig verarbeitete Lebensmittel garantieren vollen Genuss
- ❁ Gemeinsames Essen am Familientisch ist ein Kulturgut, das es zu pflegen lohnt
- ❁ Essen ist nicht nur Lebensgrundlage, sondern Genuss pur!

Anhang:
Infos, Bücher und Homepages

📖 Bücher und Informationsmaterial

1 Alexy, U.; Clausen, K.; Kersting, M.: Die Ernährung gesunder Kinder und Jugendlicher nach dem Konzept der Optimierten Mischkost. Ernährungs-Umschau, 55(3), S. 168–17, 2008.
2 Bärlocher, K.; Dintheer-Ter Velde, A.: Ernährung im Vorschulalter. Schweizerische Gesellschaft für Ernährung (SGE), Bern 2002.
3 Baker, S.; Cochran, W.; Greer, F.; Hexman, M.; Jacobson, M.; Jaksic, T.; Krebs, N.: Hypoallergenic infant formulas. American Academy of Pediatrics, Committee on Nutrition. Pediatrics, 106(2), S. 346–349, 2000.
4 Bauer, C.: Primäre alimentäre Atopieprävention. Gemeinsames Positionspapier der Gesellschaft für Pädiatrische Allergologie und Umweltmedizin e.V. (GPA) und der Deutschen Gesellschaft für Allergologie und klinische Immunologie e.V. (DGAI). Pädiatrische Allergologie, Allergo J (13), S. 120–125, 2004.
5 Biesalski, H. K.; Grimm, P.: Taschenatlas der Ernährung. 4., überarbeitete und erweiterte Auflage, Thieme, Stuttgart 2007.
6 Botta Diener, M.: Kinderernährung gesund und praktisch. 3. Auflage, Beobachter-Buchverlag, Zürich 2008.
7 Czerny, A., Keller, A.: Des Kindes Ernährung, Ernährungsstörungen und Ernährungstherapie, 2. Auflage, Deuticke, Leipzig–Wien 1923.
8 Dähler, F.: Mutter und Kind. 2., überarbeitete Auflage, Schweizerische Gesellschaft für Ernährung (SGE), Bern 1999.
9 Deutsche Gesellschaft für Ernährung, Österreichische Gesellschaft für Ernährung, Schweizerische Gesellschaft für Ernährungsforschung (Hrsg.): Referenzwerte für die Nährstoffzufuhr, Umschau Braus Verlag, Frankfurt a. M. 2000.
10 Ernährungskommission der Schweizerischen Gesellschaft für Pädiatrie: Empfehlungen für die Säuglingsernährung 2008. SchweizMedForum, 8(20): S. 366–369, 2008.
11 ESPGHAN Committee on Nutrition: Complementary Feeding: A Commentary by ESPGHAN Committee on Nutrition. Journal of Pediatric Gastroenterology and Nutrition, 46, S. 99–110, 2008.
12 Ewerbeck, H. Beikost in der Säuglingsernährung. Springer Verlag, Berlin 1985.
13 Finkelstein, H.: Lehrbuch der Säuglingskrankheiten, 4. Auflage, Elsevier, Amsterdam–New York–London–Brüssel 1938.
14 Gdalevich, M. et al.: Breastfeeding and the onset of atopic dermatitis in childhood: A systematic review and meta-analysis of prospective studies. J. Am. Acad. Dermatol., 45(4), S. 520–527, 2001.
15 González, C.: Mein Kind will nicht essen. La Leche Liga Deutschland, 2002.
16 Günther, ALB; Remer, T.; Kroke, A; Buyken A.: Early protein intake and later obesitiy risk: which protein sources at which time points throughout infancy and childhood are important for body mass index and body fat percentage at 7 years of age. Am. J. Clinical Nutrition, 86(6), S.1765–1772, 2007.
17 Juul, J.: Was gibt's heute? Walter Verlag, Zürich 2002.
18 Kersting, M.; Alexy, U.; Rothmann, N.: Fakten zur Kinderernährung. Hans Marseille Verlag, München 2003.
19 Kersting, M.; Schöch, G.: Ernährungsberatung für Kinder und Familien. Gustav Fischer Verlag, Jena 1996.
20 Logue, A. W.: Die Psychologie des Essens und Trinkens. Spektrum Akademischer Verlag, Heidelberg 1998.
21 Müller, E.: Ernährung und Behandlung des Kindes, 2. Auflage, Enke, Stuttgart 1946.
22 Pudel, V.: So macht Essen Spaß! Beltz Verlag, Weinheim 2002.
23 Pudel, V.; Westenhöfer, J.: Ernährungspsychologie. 3. Auflage, Hogrefe, Göttingen 2003.
24 Räikkonen, K. et al.: Sweet babies: chocolate consumption during pregnancy and infant temperament at six months. Early Human Development 2/2004.
25 Schmidt, S. et al: Primärprävention von Allergien bei Kindern und Jugendlichen. Positionspapiere der Gesellschaft für Pädiatrische Allergologie und Umweltmedizin e.V. (GPA)
26 Schweizerische Gesellschaft für Ernährung (SGE), Bundesamt für Gesundheit (BAG): Übergewicht bei Kindern, 2004.

Anhang: Infos, Bücher und Homepages

27 Serafini, M. et al.: Plasma antioxidants from Chocolate Nature 424/2003.
28 Wachtel, U.; Hilgarth, R.: Ernährung und Diätetik in Pädiatrie und Jugendmedizin. 2 Bände, Thieme, Stuttgart 1994.

📖 Literatur zum Thema Stillen

29 Biancuzzo, M.: Stillberatung. Elsevier/Urban & Fischer Verlag, München 2005.
30 Bundeszentrale für gesundheitliche Aufklärung (BZgA): Stillen und Muttermilchernährung. Köln 2001.
31 Eugster, G.; Both, D.: Stillen gesund & richtig. Elsevier/Urban & Fischer Verlag, München 2008.
32 Gotsch, G.: Stillen – einfach nur Stillen. La Leche Liga Deutschland, 1999.
33 Guóth-Gumberger, M.; Hormann, E.: Stillen. Gräfe und Unzer, München 2008.
34 Harder T. et al.: Duration of breastfeeding and risk of overweight: a Metaanalysis. American Journal of Epidemology, 162: S. 397–403, 8/2005.
35 Ivarsson, A. et al.: Breastfeeding protects against celiac disease. Am. J. Clinical Nutrition; 75 (5), S. 914–921, 2002.
36 La Leche Liga International: Das Handbuch für die stillende Mutter. 3. Ausgabe, La Leche Liga Schweiz, 2004.
37 Lange C.; Schenk L.; Bergmann R.: Verbreitung, Dauer und zeitlicher Trend des Stillens in Deutschland. Ergebnisse des Kinder- und Jugendgesundheitssurveys (KiGGS). Bundesgesundheitsblatt – Gesundheitsforschung – Gesundheitsschutz. Springer Medizin Verlag. 50 (5–6), S. 624–633. 5/2007.
38 Lothrop, H.: Das Stillbuch. Aktualisierte Neuausgabe, Kösel, München 2007.
39 Merten, S.; Dratva, J.; Ackermann-Liebrich, U.: Säuglingsernährung in den ersten neun Lebensmonaten – nationale Studie 2003. In: Eichholzer, M.; Camenzind-Frey E.; Matzke A.; Amado R.; Balmer PE et al. (eds.): Fünfter Schweizerischer Ernährungsbericht. Bundesamt für Gesundheit, Bern 2005.

40 Pisacane, A.: Iron status in breast-fed infants. Journal of Pediatrics 3/1995.
41 Scherbaum, V.; Perl, F. M.; Kretschmer, U. (Hrsg.): Stillen. Deutscher Ärzte-Verlag, Köln 2003.
42 Zeretzke, K.: Allergies and the Breastfeeding Family. New Beginnings 4/1998. La Leche Liga International.

💻 Homepages

1 aid infodienst Verbraucherschutz, Ernährung, Landwirtschaft e.V.: www.aid.de
2 American Academy of Pediatrics: www.aap.org
3 Arbeitsgemeinschaft Adipositas im Kinder- und Jugendalter: www.a-g-a.de
4 Arbeitsgemeinschaft freier Stillgruppen: www.afs-stillen.de
5 DAAB – Deutscher Allergie- und Asthmabund, Allergieprävention: www.daab.de/all_praevention.php
6 Deutsche Gesellschaft für Ernährung: www.dge.de
7 Forschungsinstitut für Kinderernährung Dortmund: www.fke-do.de
8 Informationssystem für Eltern: www.nutrichild.de
9 La Leche League International: www.lalecheleague.org
10 La Leche Liga Deutschland: www.lalecheliga.de
11 La Leche Liga Österreich: www.lalecheliga.at
12 La Leche Liga Schweiz: www.stillberatung.ch
13 Nationale Stillkommission in Deutschland: www.bgvv.de
14 Österreichische Gesellschaft für Ernährung: www.oege.at
15 Schweizerische Adipositas-Stiftung: www.saps.ch
16 Schweizerische Gesellschaft für Ernährung: www.sge-ssn.ch
17 Schweizerische Interessensgemeinschaft für Zöliakie: www.zoeliakie.ch
18 Unicef: www.unicef.org
19 Verband europäischer Laktationsberaterinnen: www.stillen.org, www.velb.org
20 WirbelWind. Die andere Elternzeitschrift für den Still- und Erziehungsalltag. www.elternzeitschrift.org
21 World Health Organization (WHO): www.who.int

Stichwortverzeichnis

A

Abendessen 42, 55
Abneigungen 51, 65
Abstillen 13, 49
Abwechslung 23, 64, 67
Abwehrstoffe 5, 48
Allergie 70
– Gluten 22
– Milch 45
– Prävention 67, 71
– und Durchfall 62
– und Wundsein 64
Aminosäuren 79
Anämie 29, 84
Anfangsnahrung 73, 79
Antioxidantien 44
Apfel 20, 27, 44
– Rezepte 39, 41, 59
– und Verstopfung 21, 64
Apfelmus 27, 64
– Rezepte 39, 41
Apfelmus-Bananen-Brei 39
Apfelschorle 30
Appetit 11, 34
Arachidonsäure 79
Asthma 70
Atmosphäre bei Tisch 18, 55
Austrocknung 63
Avocado 16, 20, 42, 44

B

Babyflaschen 31
Babykekse 42, 47
Babyspeck 66, 68
Ballaststoffe 44, 64, 77
Banane 16, 27
Bananenbrei 17, 20
Bauchweh 22, 57, 64
Becher 31
Beikost 11, 18, 24
– alternative 28
– energiedichte 17
– und Vitamine 82
Beta-Karotin 16, 37, 79
Bioprodukte 25, 39, 44
Biotin 81
Bisphenol A 31
Blähungen 32, 57, 71, 74
Blutarmut 29, 84
Botulismussporen 32
Brechdurchfall 29, 62
Brei
– Alternativen 61
– aufbewahren 38
– einfrieren 38
– erster 7, 15
– erwärmen 25, 37
– Fertigbrei 24, 62
– Fleisch 21
– für unterwegs 61
– Menge 11, 17
– Ölbeigabe 16
– Rezepte 37
– verweigern 12, 53
– warmhalten 40
– zubereiten 16, 37, 40
– Zutaten 16, 20, 37
Breimahlzeiten
– Anzahl 19
– energiedichte 17
– Tageszeit 17
Breistart 10, 15, 73
– Zeitpunkt 2, 10, 12
Broccoli 20, 45, 82
– Rezepte 37, 59
Brot 42, 55
Bulgur 43
Butter 37, 73, 75

C

Chlorid 83
Cholesterin 45, 82
Chrom 84
Couscous 43

D

Dehydratation 63
Distelöl 80
Durchfall 62
– bei Allergie 70
– bei Zöliakie 74

E

Eier 20, 29, 45, 82
– rohe 32, 73
Einfrieren 38
Eisbergsalat 59
Eisen 21, 37, 84
– Aufnahme 30, 38, 82
– Mangel 84
– und vegane Ernährung 29
Eiweiß 29, 79
Elektrolyte 83
Energie 17, 76
– Bedarf von Kleinkindern 47
– Lieferanten 76, 80
Entwicklungsstörungen 29
Entwicklungs- und
  Wachstumskurven 66
Enzyme 2, 76, 79, 82
Erbrechen 62
– bei Allergie 70
Erbsen 32, 57, 82
Erdbeer-Quark 59
Erdnussbutter 44, 81
Ernährung
– bei Krankheit 62
– Gewohnheiten 50
– Grundsätze 29, 51
– im 1.–6. Monat 5
– im 7.–12. Monat 7
– im 2. Lebensjahr 43
– (ovo-)lacto-vegetabile 21
– Phasen bei Kleinkindern 1
– unterwegs 61
– vegane 29, 45
– vegetarische 21
Ernährungspyramide 87
Erziehung 54, 69
Essalltag 43, 55
Essen
– als Spiegel der Beziehung 53
– als Trostpflaster 54
– am Tisch 43
– bei Krankheit 62
– Erziehung 46
– Gewohnheiten 21
– in Gesellschaft 17, 43
– Menge 11, 19, 46, 53
– Rituale 55
– Spätesser 12, 66
– und Psyche 33
– unterwegs 61
– verweigern 12, 53, 67
– Wenigesser 66
– zwingen 7, 12, 33, 52
Essregel, goldene 15, 19, 55
Essstörungen 34, 54
Essverhalten 33, 56

F

Familienkost 43
– adaptierte 27
– Rezepte 57
Familientisch 13, 55, 89
Fenchel 20, 24
– Rezepte 37, 58
– bei Zahnschmerzen 42
Fertigbrei 24, 62
Fertigprodukte 42, 73
Fett 44, 80
– Depot 66
Fettsäuren 32, 37, 80
– essentielle 37, 44
Fingerfood 25, 40
Fisch 45, 73, 75
Flaschen 31
Flaschennahrung 14
Fleisch 20, 29, 44
– Rezepte 38, 60
Fluorid 84
Flüssigkeit 30, 86
– Bedarf 87
– Verlust 62
Folsäure 82
freie Radikale 86
Frischkornbrei 22, 29
frittieren 40
Früchte 20, 40, 73
– Rezepte 39, 41, 59

Stichwortverzeichnis

Frühstück 42
Functional Food 86

G

Gebäck 42, 47
Gefühle 33, 51, 54
Gemüse 16, 20, 44, 86
– Eisenaufnahme 38
– Rezepte 37, 41, 58
– zubereiten 40
Gemüsebrei 16, 19
– aufbewahren 40
– einfrieren 38
– Rezept 37
Gemüse-Fleisch-Brei 38
Gemüsemuffel 64
Geschmacksprägung 16, 23, 67
Geschmackssinn 17, 23
Getränke 30, 62, 86
– isotonische 62
– Mineralstoffkonzentration 63
Getreide 20, 29, 43
– bei Zöliakie 74
– Flocken 22, 39
– Rezepte 39
– Schrot 22, 75
Gewicht 65, 68
Gewohnheiten 21, 24
Gewürze, scharfe 32, 57
Gläschenbrei 23
Gluten 22, 74
Grießköpfchen 39
Grillen 40

H

Hafer 22, 74
Haferflocken 38
Hautausschlag 21, 70
Heuschnupfen 70
Hirnentwicklung 29, 31, 80
Hirse 42, 44, 75
Histamin 70
Honig 32, 73
Hormone 31, 78, 84
Hülsenfrüchte 32, 57, 73
Hunger 52, 68

I

Immunglobuline 48, 79
Immunsystem 2, 5, 13, 86
Instinkt 46, 52, 55, 68
Insulin 78

J

Jod 29, 45, 84

K

Kalium 83
Kalorien 17, 46, 77
– wertlose 30, 68
Kalorienzufuhr
– Empfehlung 47
Kalzium 83
– bei Milchallergie 45
Karies 31, 84
Karotten 16, 24, 26

– Rezepte 37, 41, 58
Karotten-Apfel-Salat 41
Karottenbrei 37
Kartoffeln 16, 20, 44
– Rezept 37, 59
Käse 42, 45
– Rezepte 40, 58
Käse-Gurken 42
Käsenudeln 40
Kauen 2, 27, 43
Kinder
– Lebensmittel 46
– Müsli 42
– Tee 30
Klebereiweiß 74
Kleckern 34
Knabbereien 22, 26, 42, 65
Knoblauch 57, 89
Kochen mit Kindern 56
Kochsalz 32, 57, 83
Kohlenhydrate 77, 87
Kolostrum 5, 62
Koordination der Hände 36
Kranksein 11, 62
Kräutertee 20, 30
Krebsprävention 43
Kuhmilch 14, 29, 45, 73

L

Laktose 78
Lebensmittel
– Allergie 22, 45, 70
– aufbewahren 40
– blähende 57
– glutenfreie 22, 74
– glutenhaltige 74
– verbotene 31, 73
Leinöl 80
Lernprozess 1, 13, 43
Lieblingsspeisen 51
Limonade 30
Linolsäure 37, 80
Linsen 32, 57, 82
Löffel 35

M

Machtkampf 12, 54
Magen-Darm-Trakt 62, 71
Magersucht 66
Magnesium 83
Mais 20, 44, 60
Maiskeimöl 80
Makronährstoffe 77
Mandeln 73
Mandelmus 81
Mangel 26, 45
– Eisen 21, 74, 84
– Kalzium 45
– Vitamin B_{12} 29
– Wasser 86
Mangelerscheinungen 29, 72, 77
– bei Vitaminmangel 81
– bei Wassermangel 86
– bei Zöliakie 74
Medikamente 70
Meeresfische 45, 80

Melone 20, 39, 42, 59
Mikronährstoffe 77
Milch 29, 44, 78
Milch-B(r)eikost-Phase 7
Milchzucker 78
Mineralstoffe 83
Mineralwasser 30, 45, 87
Mittagsmahl 17, 27
Müsli 29, 42, 44
Muttermilch 1, 5, 14, 18, 47
– Bioverfügbarkeit 48
– Kaloriengehalt 17
– Krankheitsschutz 48
Muttermilchstuhl 5, 62

N

Nährstoffe 76
– angereicherte Produkte 46
– Konkurrenz 85
Nahrung
– Auswahl 3, 16, 31
– Bestandteile 77
– Menge 66
Nahrungsaufbau 15
– für nicht allergiegefährdete Kinder 20
Nahrungsmittel
– geeignete 20
– für Kinder 46
– gesunde 51, 87
– ungesunde 51
– verbotene 73
– Zusammensetzung 77
Nährwert 55
– Verluste 40
Neurodermitis 70
Niacin 82
Nieren 32, 76
Nitrat 40, 87
Nuckelflasche 31
Nudeln 17, 20, 41, 58
Nüsse 32, 64, 73, 81
– Allergie 71
– Rezept 59

O

Obst 20, 44, 86
– Rezepte 39, 41, 59
Obstbrei 21, 39
Obst-Getreide-Brei 39
Obstsaft 10, 20
Öl 20, 33, 37, 80
– Fisch- 45, 80
– gedämpftes 32, 80
– hochwertiges 37
– kaltgepresstes 16, 32, 37, 80
– Oliven- 80
– Raps- 16, 32, 37, 80
– Sonnenblumen- 33, 37
Omega-3-Fettsäuren 32, 37, 80
Orangensaft 30, 37, 85
Osteoporose 45, 81

P

Pantothensäure 82
Pellkartoffeln 59

Stichwortverzeichnis

Peroxide 32
Perzentilen 66
Pfannkuchen 45
Pflanzenöl 37, 80
Pflanzenstoffe, sekundäre 44, 76, 86
Phosphor 83
plötzlicher Kindstod (SIDS) 5
Protein 29, 79
Psyche und Essen 50, 66
Pyridoxin 82

Q

Quark 32, 45, 59, 79
Quinoa 44, 75

R

Rachitis 81
Rapsöl 16, 32, 37, 80
regionale Produkte 40, 45
Reis 22, 57, 59, 78
Reiswaffel 17, 22, 42
Rezepte 37, 57
Riboflavin 82
Ritual 33, 51, 55
Roggen 22, 74
Rohkost 20, 44, 73
Rohmilch 29, 32, 73

S

Saft 21, 30, 38, 85
Saisonprodukte 45, 64
Salat 32, 41, 59, 65, 73
Salmonellen 29, 32
Salz 32, 45, 83
Sardellen 45
Sättigungsgefühl 52, 68
Säuglingsmilch 1, 5, 14
Schadstoffe 25, 32, 80
Schnabeltasse 31
Schokolade 44, 51, 69, 77
Selbstkompetenz 19, 34, 52
Selen 22, 84
Sesam 45, 83
Sinneserfahrung 27, 33
Soja 57, 71, 73
Sojamilch 20, 39, 45, 58
Sonnenblumenöl 33, 37
Soor 64
Spaghetti 44
Spaß am Essen 51, 55
Spätesser 12, 66

Sportflasche 31
Spurenelemente 83
Stillen 5, 18, 47
– Abstillen 13, 49
– bei Krankheit 62
– Beziehung 48
– Ende 49
– Geborgenheit 14
– Hormone 6
– Nutzen 5, 14
– Schutzfunktionen 5, 14, 69, 75
– zur Breimahlzeit 15
– zweites Lebenshalbjahr 13, 47
Stuhlgang 62
– bei Allergie 71
– bei Breikost 63
– bei gestillten Kindern 5, 62
– bei Zöliakie 22, 74
– harter 64
– übel riechender 74
Süßigkeiten 51, 55, 69
Süßstoffe, künstliche 32, 73

T

Tasse 31
Tee 20, 30, 38
Thiamin 82
Trinken 30, 62, 86
Trinkgefäß 31

U

Übergangskost 43
Übergewicht 51, 65, 68
Untergewicht 65
Unverträglichkeiten 70
– Gluten 22
– Milch 45
– Prävention 67, 71
– und Durchfall 62
– und Wundsein 64
Urin 87

V

Verdauung 76
– und Vollkornprodukte 44, 64, 78
Verdauungssystem 2, 11, 43, 76
Vergiftung
– bei Vitamin-D-Überdosierung 83
– Botulismus 32
– Salmonellen 29

Verstopfung 62
Verweigerung 12, 52, 54
Vitamine 44, 81
– fettlösliche 37, 40, 80
– in Muttermilch 48
– Vitamin A 16, 37, 82
– Vitamin B_1 82
– Vitamin B_2 82
– Vitamin B_6 82
– Vitamin B_{12} 29, 82
– Vitamin C 21, 38, 82
– Vitamin D 29, 82
– Vitamin E 82
– Vitamin K 82
– wasserlösliche 81
Vollkorn 44, 64, 78, 85
– Rezepte 39, 41, 58
Vollmilchprodukte 80
Vorbildfunktion Eltern 36, 65

W

Wachstumskurve 66
wählerische Esser 63
Wasser 30, 76, 86
Wasserhaushalt 83
Weizen 22, 73
Wenigesser 52, 66
Wertigkeit, biologische 79
Wundsein 64
Wurst 44, 75, 88

Z

Zähne 10, 17, 31, 43
Zahnen 12, 42, 67
Zeitpunkt
– zum Abstillen 49
– für ersten Brei 10, 66
– für Familienkost 43
– für Zufüttern 8
– für zweite Mahlzeit 19
Zink 84
Zöliakie 22, 74
Zucker 69, 77
– in Getränken 30
Zwang 34
zweite Mahlzeit 19
Zwieback 21, 42
Zwiebackbrei 39
Zwiebeln 57, 59
Zwischenmahlzeit 22, 27, 42, 57

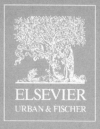

Essen am Familientisch genießen

Bestellen Sie in Ihrer Buchhandlung oder unter www.elsevier.de bzw. bestellung@elsevier.de

Tel. (0 70 71) 93 53 14
Fax (0 70 71) 93 53 24

www.elsevier.de

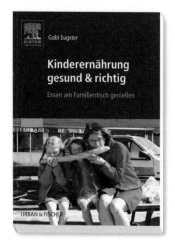

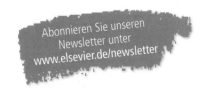

2007. 176 S., 91 farb. Abb., kt.
ISBN 978-3-437-27860-0

Eugster, G.
Kinderernährung gesund & richtig
Essen am Familientisch genießen

Eine Kinderernährung, die Spaß macht! Die gesunde Ernährung eines Kindes ist das Fundament für das spätere Leben, denn Übergewicht und ernährungsbedingte Krankheiten haben ihre Wurzeln oft in der Kindheit.
- Wie aber erklärt man Kindern eine gesunde Ernährung?
- Welche Nahrungsmittel sind am besten für Kinder geeignet?
- Ist eine gesunde Ernährung überhaupt zu organisieren – wenn zwischen Büroschluss und Kindergarten-Ende nur 5 Minuten Zeit liegen und die kleinen Mägen knurren?

Dieses Buch hilft Ihnen, den individuellen Ess-Alltag mit Kind zu meistern:
Ob Erbsenzähler, kleine Nimmersatte oder Vitaminverweigerer – hier haben Sie alle Tipps rund um eine Kinderernährung, die gesund ist und trotzdem Spaß macht.

Aus dem Inhalt:
- Die 20 besten Lebensmittel für Kinder
- Kästen zum kindgerechten Ernährungswissen, z.B. „Warum ist Nahrung Benzin für den Körper?"
- 30-Minuten-Rezepte, Tipps für Mahlzeiten zwischendurch – in Kindergarten und Schule
- Kein erhobener Finger, sondern praxisnahe Hilfestellung, wie Sie die Inhalte dieses Buches in Ihren Familienalltag integrieren.

Ratgeber Kinderernährung
Wissen was dahinter steckt. Elsevier.